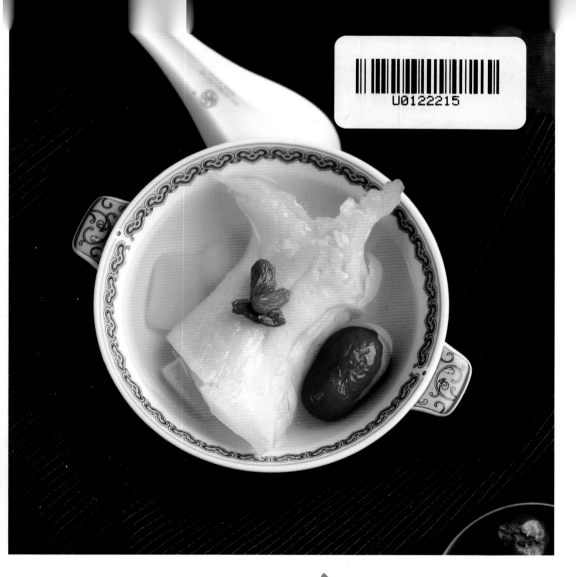

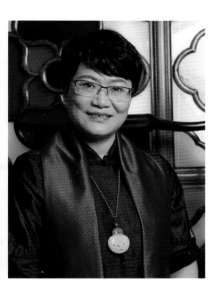

每日一膳
百岁邓铁涛

国医大师褟国维教授作序推荐

国医大师百岁邓铁涛教授题写书名

顺应二十四节气饮食养生　吃出健康

春生夏长，秋收冬藏

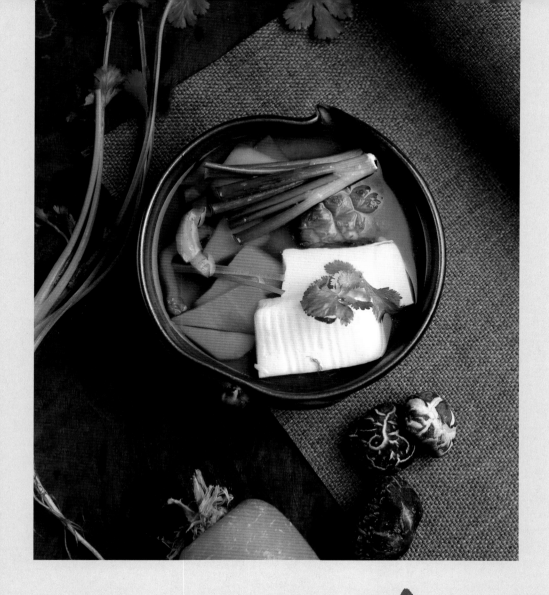

中医食养智慧系列

主编 ◎ 杨志敏

每日一膳

秋令节气养生篇

SPM
南方出版传媒
广东科技出版社
·广州·

图书在版编目（CIP）数据

每日一膳：秋令节气养生篇 / 杨志敏主编. —广州：
广东科技出版社，2017.7（2023.8重印）
（中医食养智慧系列）
ISBN 978-7-5359-6766-4

Ⅰ. ①每…　Ⅱ. ①杨…　Ⅲ. ①二十四节气—关系—
养生（中医）②食物养生—食谱　Ⅳ. ①R212②R247.1　③
TS972.161

中国版本图书馆CIP数据核字(2017)第144324号

每日一膳——秋令节气养生篇
Meiriyishan——Qiuling Jieqi Yangshengpian

责任编辑：曾永琳
装帧设计：友间文化　谭结莹
责任校对：罗美玲
设计顾问：容与设计
责任印制：彭海波
出版发行：广东科技出版社
　　　　　（广州市环市东路水荫路11号　邮政编码：510075）
销售热线：020-37607413
https://www.gdstp.com.cn
E-mail: gdkjbw@nfcb.com.cn
设计排版：广州市友间文化传播有限公司
经　　销：广东新华发行集团股份有限公司
印　　刷：广州市彩源印刷有限公司
　　　　　（广州市黄埔区百合三路8号　邮政编码：510700）
规　　格：787mm×1092mm　1/16　印张8　字数250千
版　　次：2017年7月第1版
　　　　　2023年8月第11次印刷
定　　价：49.80元

如发现因印装质量问题影响阅读，请与承印厂联系调换。

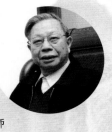

禤国维
国医大师

《汉书·郦食其传》云："王者以民人为天，而民人以食为天。"兴国安邦，以民为本，民之根基，则为食。古往今来，"民食"为治国之要事。古时百姓食之，多为饥饱，今国家昌盛，其果腹之余，更为安康。

《金匮要略》中所言："所食之味，有与病相宜，有与身为害，若得宜则益体，害则成疾。""人""良"二字合而为"食"，"良"吾以为"对"之义也。如《金匮要略》所意，人食之以良，则滋养脏腑，御邪防病，延年益寿；食之非良，则损脏破腑，百病丛生。"食"乃大事也，每日之膳食又岂容忽视？

中医所谓"三因制宜"，便指诊治因时间、地域、体质之别而有所差异。药食同源，膳食之理亦是如此。时有春夏秋冬、昼夜晨昏、阴晴圆缺之分，地有山河湖泊、雨雪雾霜、寒热温凉之别，人有男女长幼、壮弱病孕、高矮胖瘦之异。运药或求膳者，必顺天地之大道，合时、地、人三者也。若本末倒置，恐南辕北辙而生之为害。清代名医叶天士曰："药不在贵，对症则灵；食不在补，适口为珍。"此乃为运药、求膳之三因制宜所述也。

古之膳食珍籍，多为帝王之家所用。今百姓以健康为重，食养之书，可谓多如牛毛，多则易惑，择良书而非易事也。杨志敏教授与我有缘，吾二人既为同仁，亦为师生。时过数十载，志敏之成长，对病患之赤诚，为中医药健康事业之发展而废寝忘食之状，吾仍历历在目。其悬壶近三十载，感羸弱百姓心之所往，察松柏之人食之所向，蕴以中医养生之道，终成此丛书。此丛书字字珠玑，生动美妙，点评之通俗易懂，图片之精美如画，可谓煞费苦心。

今欣闻志敏之作即将出版，实属民之幸事。鄙人愿尽绵薄之力，乐之为序，助其传道授业，教百姓趋利避害，食之有道，以保安康，亦为吾辈医者之所冀也。

禤国维

丁酉年 夏

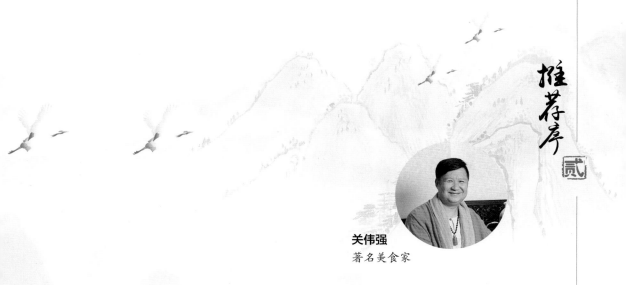

关伟强

著名美食家

　　中华饮食文化源远流长，博大精深。我们欣喜看到，杨志敏教授长年专注于中医养生饮食的研究，并为我们推出了此丛书。该丛书为中华饮食文化、中医养生文化增添了一道亮丽的风景线，可赏、可食、可养，色香味效俱全，令人惊叹。

　　岭南是中医的风水宝地，以广东作为代表地域。都说食在广东，广东的饮食文化，是中医养生文化的一个重要组成部分。健康和快乐源于生活，广东人追求饮食，更多是为了享受这种健康和快乐的生活状态。只有懂得岭南饮食文化的特点，了解岭南人的生活方式，才能够煮出岭南美食。

　　岭南饮食文化中，讲究"不时不食"，强调的就是食材的季节性。食材有春生、夏长、秋收、冬成，选择应季、地道的食材来烹调美食，能够使食材的色、香、味发挥得淋漓尽致。

　　岭南的美食，精致而典雅。制作一道美食，不是单纯的堆砌，需要了解食材的品性和文化，用心去烹调。比如茶，是端庄儒雅的，需要心平气和，气定神怡，才能沏出一壶好茶。除开食材的选择和搭配外，也要用心去感受饮食人心情的变化，才能煮出一道好膳食。

　　随着现代人亚健康问题的增多，以及人类对回归大自然的追求，"绿色"的生活风靡世界。杨志敏教授认为大自然每一种食材都有其特性，根据自身情况去选择合适的食材来制作膳食，顺应自然之道，是能够保健养生的。"人体自有大药"，通过药膳可调节人的生理机能，恢复健康，从而达到养生的目的。

　　本丛书介绍了365种药膳，茶、酒、汤、饭、粥、菜等，形式丰富。每种药膳都有食材、做法和功效等介绍，为众多食客提供了一套应时节的"养生药膳"工具书。本丛书图片精美，质朴自然，菜品与器具、静与动、色与型的和谐统一，与中医养生之"和"道同气相求，既实用又极具观赏价值，相信一定会受到广大读者的欢迎。

　　杨志敏教授编创此丛书就是要告诉大家，养生不仅是治病，更能通过饮食和调整生活方式去达到。该丛书的成功出版，实现了杨志敏教授多年来致力于发展中医食养文化的愿望，丰富了中华文化的宝库，又是社会对她长年为追求中医养生文化，不断开拓创新精神的一个奖赏。

2017年5月

书将付印，落笔为序，不免想起做《每日一膳》的初衷。

最初起源于南方报业传媒集团新闻客户端『南方+』要推出健康专栏，希望能通过互联网渠道传播中医健康知识。什么是大众最关心、最容易接受的？经过激烈讨论，最后将主题定为膳食。在此背后，颇有渊源。

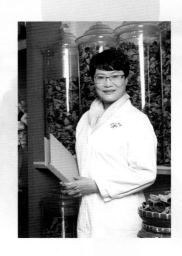

我出生于广东南海的一个中医世家，家父是"保愈堂"的第八代传人。虽然父亲诊务繁忙且时常外出应诊，但对于自幼体弱的我，他总想尽各种办法，在物质资源有限的年代，根据季节的转换为我制作各种五味调和、粗细相配的膳食。其既有疗效又能免去吃药之苦，让我收获了健康。

在我看来，膳食是富含情感与力量的。这种力量，源于万物在春夏秋冬、四时更迭的过程中所获得的偏性。同样，人体的生命活动离不开春生、夏长、秋收、冬藏的自然规律，而疾病的发生也受四时变化的影响。如肝病好发于春天，脾胃病好发于长夏，心脑血管疾病好发于秋冬季节。通过膳食的偏性纠正人体疾病状态下的偏性，使人体恢复和态，正是中医食养智慧的体现。

世界卫生组织提出，慢性疾病形成的因素，60%来自于不良的生活方式，因此健康需要在日常起居饮食中进行维护。如唐代孙思邈指出："夫为医者，当须先洞晓病源，知其所犯，以食治之，食疗不愈，然后命药。"追溯到西周朝代，宫廷设有食医、疾医、疡医、兽医四科，而食医正是掌管帝王的饮食健康，以膳食调养防病治病。

"民以食为天"，不管是宫廷还是民间流传着大量的药膳食谱。春回南时夏暑湿，秋风干燥冬不适。人们总能根据四时气候的特点，挑选不同的食材，娴熟运用各种烹饪技巧，烹调出汤、菜、粥、饭、茶或酒等各式膳食，守护一家老幼的健康。特别在岭南地区，药材和食材相结合，形成了独特的药膳文化。

药膳的配搭讲究因地、因时、因人，讲究食材寒热温凉，讲究体质的寒热虚实。通过"以偏救偏，虚则补之，实则泻之，热者寒之，寒者温之"的法则，以四气五味调和人与自然，使人体脏腑功能保持协调，维持和谐的健康状态。我们从"药食同源"的思想出发，运用各种烹饪技法，让药物的功效与食物的美味结为一体。保证药膳在具有美食的色、香、味、形的同时，还能发挥养生保健的作用，从而形成一种食养的生活方式。

《每日一膳》专栏推出一年多的时间，从未中断。很多读者依单采购而从中获益，这不啻为对我们团队莫大的鼓励，也是我们一直坚持下来的动力。在编写的过程中，各种时令食材常常让我想起儿时家乡的味道。为了能使菜式丰富多样，每到一个地方，我都留意当地的饮食特点；有机会尝到新菜，就研究大厨们的配搭；每到季节转换，则到市场转转，看看有什么当令的食材，寻找新灵感；在研读中医方书或古代养生饮食专著时，也试着结合现代人生活特点，把其转变成可烹调成膳的配方。

本套丛书最大的特点，是针对不同的季节、不同的人群、不同的体质与身体状态，推荐不同的膳食。除开注重膳食的营养均衡和健康外，在烹调上，注重方法简单易做；在食材选择上，注重时令性，突出岭南人所追求的保持食材鲜、香、淡、软的特点；在药材与食材配搭上，注重功效与口感相兼，避免将"煲汤"变成"煲药"，让一家老少均可接受。

健康与养生，源于膳食，却又不止于膳食。膳食的"太过"和"不及"都有害于身体与自然。恩师、国医大师颜公德馨强调"衡"，得以享寿九十有八。国医大师邓铁涛教授年逾百岁，行动自如、思维敏捷、皮肤光洁，其养生的秘诀乃是"养生先养心，养心必养德"。

膳者，善也，正所谓仁者寿。是为序，谨以此套丛书感恩为我们提供食材的大自然母亲。

本套丛书的出版，感谢团队的合作，也离不开设计师于进江先生、美食家关伟强先生、简丽全厨师和广东懿德集团有限公司的鼎力相助，在此一并感谢！

2017年5月14日 母亲节

目录

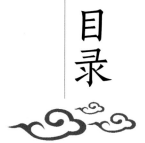

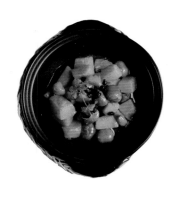

立秋

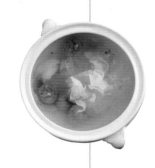

处暑

白露

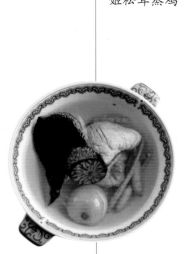

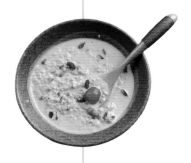

寒露

秋分

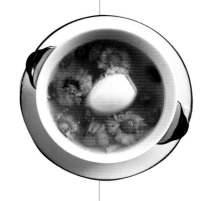

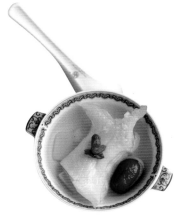

霜降

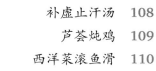

秋季食养

秋季

食养智慧

秋季，包含立秋、处暑、白露、秋分、寒露、霜降六大节气，是万物收敛的季节。

　　立秋，虽曰为秋，南方却多如夏日般炎热，难以感受丝丝凉爽。饮食上可选择石斛、雪梨、沙参、玉竹、银耳等，以应对盛夏之余热并缓解秋燥之不适。

　　处暑，暑热逐渐消退，气温开始转凉。早睡早起，可户外晨跑、散步、打太极等。饮食避免辛辣刺激，以滋润、清养之品为主，冬瓜干、姬松茸、提子、车厘子等是不错的选择。

　　白露时节，日渐寒冷。以长袖替换短衣，避晨晚之凉风寒气。心志安宁，不以物喜、不以己悲，以缓秋天肃杀之气。饮食上可吃鲜人参、蜂蜜、杏仁、银耳、无花果等以"补露"。

　　秋分，秋雨渐增，昼夜温差大。适时添置衣物以保暖御秋凉。可摄取水菱角、甘蔗、百合、五味子、山楂等食材，增津护阴，收敛浮越在外、在上之相火。

　　寒露，气温下降，南方雨水渐趋频繁。"寒露脚不露"，保暖腿足，预防感冒。饮食上以润燥、补益之品为主，可吃马蹄、板栗、腊味、芝麻等缓解凉、燥之不适。

　　霜降，气温寒冷，天气干燥。起居上需防寒保暖，保证睡眠，预防旧病复发。多吃轻补滋润之物如菠菜、板栗、鸡等，佐以萝卜等消食下气之品，则能补而不滞。

　　秋季五行属金，秋风起，肃杀之气易发凉、燥之不适。故秋膳以滋阴润燥为主，缓和秋金肃杀之气，以助阳气的收敛。

睡起秋色无觅处
满阶梧桐月明中

立秋

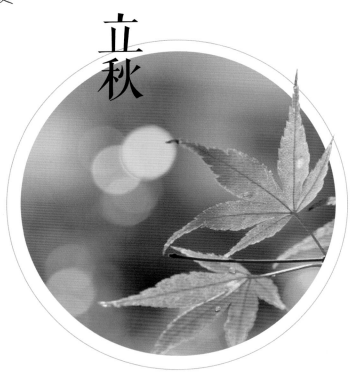

立秋为秋季的第一个节气，意夏去秋来。古人认为，秋者，揪也，万物于此揪敛也。秋天到来，万物转为收敛、聚拢，古人也常以梧桐的树叶落下为凭，判断秋日的到来。从立秋到立冬这段时间，都被称为秋天。

代表寓意：秋季的开始。

节气开端：每年8月8日前后。

气候特点："秋老虎"，气温如同盛夏之时。

节气养生：立秋为夏秋交替之时，气温如同盛夏一般，难以感受丝丝凉爽。早卧早起，顺肺经循行之时辰，以舒展肺气、保养肺脏。饮食上，可选择清凉、滋润之品，以应对盛夏的余热并缓解秋燥之不适。

推荐食材：石斛、雪梨、沙参、玉竹、银耳等。

推荐药膳：鲜石斛润肺汤、三参润肺汤、润肤红颜羹等。

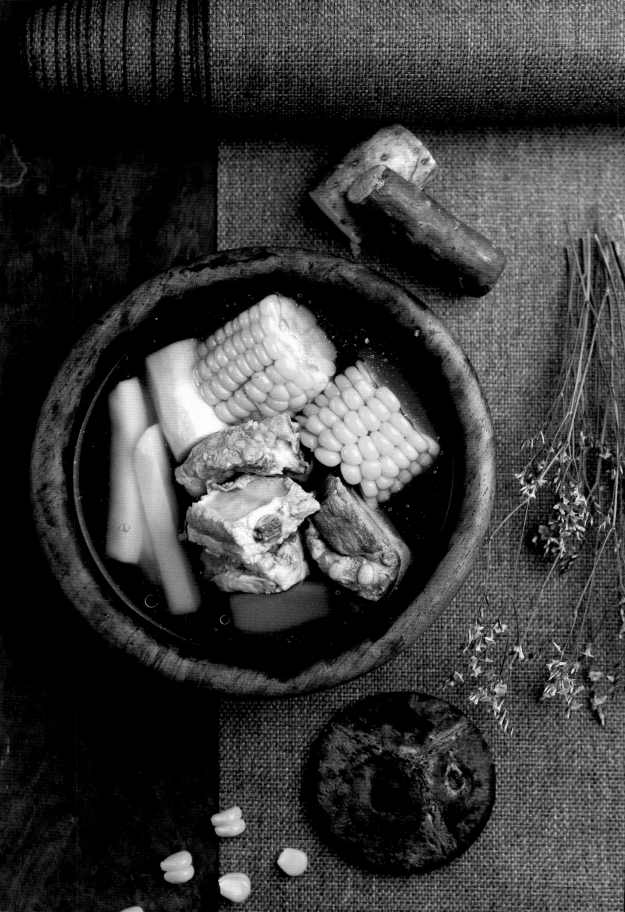

椰香淮山排骨汤

脾胃虚弱爱上火，椰香排骨不惹火。

口味　甘甜
分量　3人量
厨艺　煲
厨具　汤锅

鲜淮山

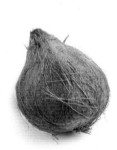

椰子

食材

椰子1个，玉米2根，鲜淮山100克，排骨350克，食盐适量。

做法

◆ 玉米、鲜淮山洗净切块；排骨斩件，洗净焯水；椰子起肉切块，椰子水留起备用。

◆ 锅内加水煮沸，放入玉米、鲜淮山、排骨及椰肉，大火烧开转小火煲1小时后，再加入椰子水煲5分钟，调味即可。

专家点评

　　淮山，又名山药、薯蓣，《本草备要》载其"味甘、性涩，能补不足，固肠胃，润皮毛，化痰涎，止泻痢"。椰子性平、味甘，果肉具有补虚益气的功效；椰子水能清润解渴。搭配玉米，使本汤品口感清甜，有益于脾胃虚弱而虚不受补、食欲不佳与便溏的人群。

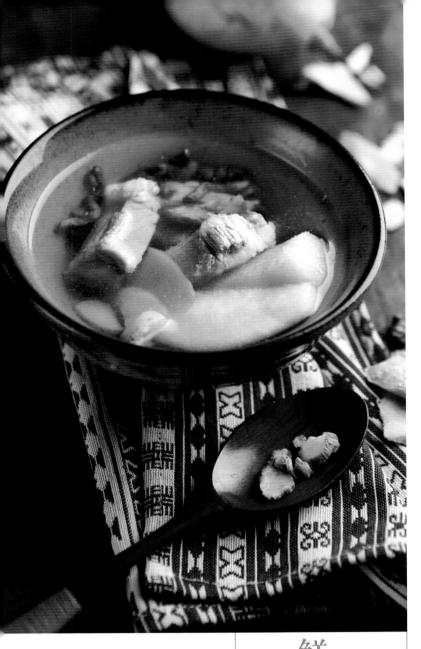

鲜石斛润肺汤

「秋风起，润五脏」，一款防秋燥的靓汤。

口味　甘甜
分量　3人量
厨艺　煲
厨具　汤锅

食材

石斛30克，雪梨1个，玉竹30克，排骨250克，食盐适量。

做法

- 雪梨去芯切块；排骨斩件焯水。
- 锅内加水煮沸，放入所有食材，大火烧开转小火煲约50分钟，调味即可。

专家点评

《本草备要》载梨"甘微酸寒，润肺凉心、消痰降火、止渴解酒、利大小肠"。因其鲜嫩多汁、酸甜适口，故有"天然矿泉水"之称。"熟者滋五脏之阴"，吃熟水果既能避免瓜果寒湿，又能滋养脏腑。石斛益胃生津、滋阴清热；玉竹，味甘、性平，能补中益气，润心肺。整个汤膳滋润脏腑，能改善咽干口燥、便秘、皮肤干燥等不适，适合长期吸烟、熬夜人群及大众秋季保健食用。

小贴士

梨，"多食冷利，脾虚泄泻及乳妇、血虚人忌之"。产后哺乳期妇女，便溏者不宜；气虚、阳虚及痰湿体质人群不作推荐。

口味　甘甜

分量　3～5人量

厨艺　煲

厨具　汤锅

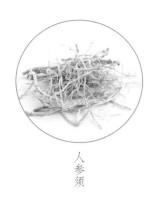

人参须

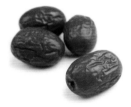

红枣

 "喝了不怕累"，缓解疲劳状态。

参须红莲乌鸡汤

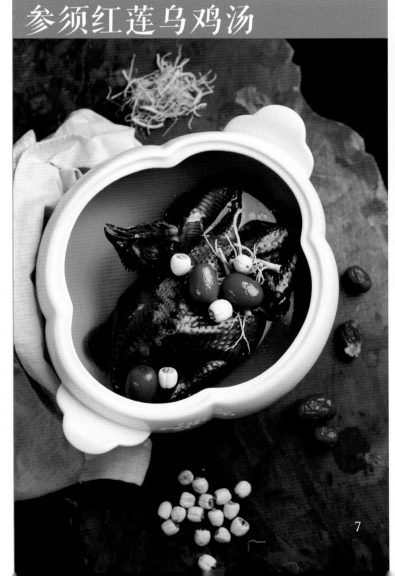

食材

人参须30克，莲子60克，红枣3个（去核），乌鸡1只（约1500克），食盐适量。

做法

- 乌鸡斩件洗净，焯水备用。
- 锅中加水煮沸，放入所有食材，大火烧开转小火煲1.5小时，调味即可。

专家点评

　　《本草备要》载乌鸡"甘平，补虚劳，能益肝肾，退热补虚"。因其补益之力，常被用于产后、病后、术后恢复。人参须能益气生津。莲子补脾止泻、益肾固精、养心安神。搭配红枣益气补血，整个汤膳能益气血、调虚劳，缓解头晕耳鸣、气短乏力、多汗心悸、夜尿频等症状，既有助于缓解用脑过度，又有助于暑热所伤、气血不足状态的恢复。

小贴士

　　湿热体质人群不宜。

五鲜素汤

秋收的季节，用鲜品给身体滋阴润燥。

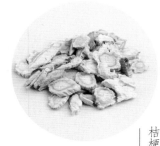

桔梗

厨具	厨艺	分量	口味
汤锅	煲	5人量	清甜

核桃

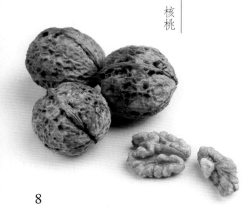

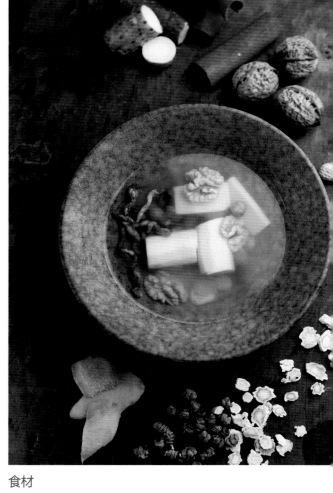

食材

石斛30克，鲜淮山150克，核桃100克，花生100克，桔梗15克，生姜、食盐适量。

做法

- 鲜淮山切块，生姜去皮切片备用。
- 锅内加水煮沸，先放入石斛、桔梗、生姜大火煲20分钟，再放入余下食材，小火煲40分钟，调味即可。

专家点评

《本草备要》载石斛"甘淡，能除虚热而涩元气，益精强阴"，有益胃生津、滋阴清热的功效。山药能补脾肺、涩精气、治虚劳。花生能补脾润肺。核桃，又名胡桃，肉能补肾。桔梗辛散苦泻，在汤膳中起到助脾运化的作用。该素汤口味清甜滋润，能补肺、脾、肾三脏，适合于素食者及应对秋燥食用。

小贴士

脾虚便溏者可加鲜莲子100克。

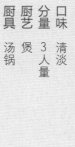

鲜莲子

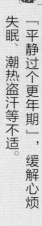

三鲜固本汤

「平静过个更年期」，缓解心烦失眠、潮热盗汗等不适。

口味　清淡
分量　3人量
厨艺　煲
厨具　汤锅

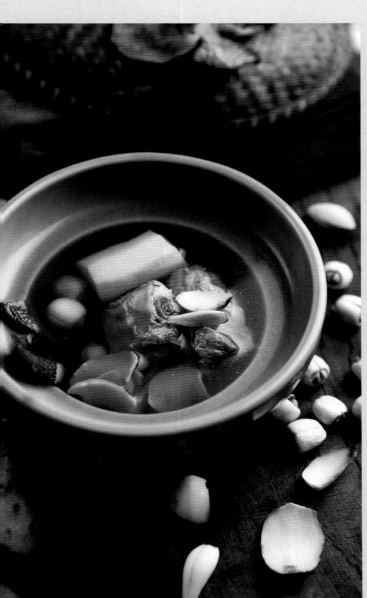

食材

鲜淮山150克，鲜莲子100克，鲜百合2~3个，排骨300克，陈皮、食盐、胡椒粉适量。

做法

- 鲜淮山切块；排骨斩件焯水备用。
- 锅内加水煮沸，放入所有食材，大火烧开转小火煲1.5小时，调味即可。

专家点评

　　山药性涩，能涩精气、健脾止泻。《本草备要》载莲子"甘温而涩，补脾，涩肠，固精"，可治脾肾虚所致的便溏、白带多、遗精及崩漏等。其与山药搭配，能更好地发挥补益与固摄的功效。百合，润肺之余，能收敛心神。本汤品能补肺、脾、肾、安神，既有益于更年期女性，又有益于脾胃虚弱的人群。该汤能缓解心烦失眠、潮热盗汗、便溏、胃纳不佳等不适，也是大众养生的不错选择。

小贴士

　　湿热体质人群不作推荐。

蒜子栗子焖南瓜

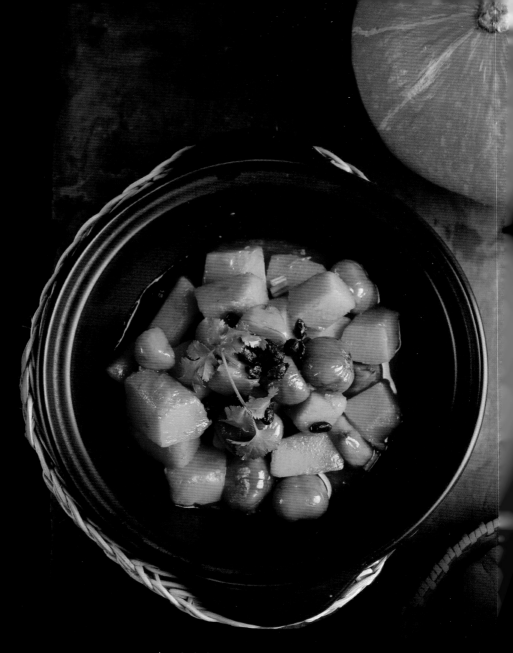

『甘香软糯』，美味又补肾。

厨具	厨艺	分量	口味
砂锅	焖	3人量	甘香

食材

大蒜6个，栗子250克，南瓜250克，豆豉、葱花、食盐、花生油、香菜适量。

做法

❀ 南瓜去瓤、皮，切块；栗子去壳、衣；大蒜去皮拍碎。

❀ 热油起锅，爆香大蒜、豆豉，再放入南瓜、栗子翻炒。

❀ 加入适量清水，盖上锅盖，焖20分钟，调味，撒上葱花、香菜，即可上碟。

专家点评

　　大蒜，有健脾胃、祛湿浊、消肉食的功效。南瓜性温、味咸，能润肺益气，化痰、疗便秘，板栗性温、味咸，是上等果品，能养胃健脾、补肾壮腰。这道素食补而不滞，能增食欲与补脾肾，尤其适合于素食主义者及为肠胃减负的人士。

小贴士

　　大蒜多食生痰动火，散气耗血。栗子多食难消化，儿童应控制摄入量。

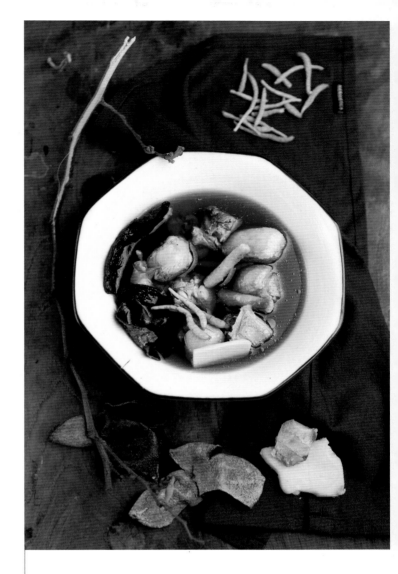

三参润肺汤

口味　甘甜微涩
分量　3～5人量
厨艺　煮
厨具　汤锅

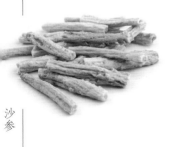

沙参

食材

太子参30克，沙参30克，玄参15克，水鸭半只（约350克），陈皮、生姜、食盐适量。

做法

❀ 水鸭斩件洗净，焯水后同生姜稍爆炒。

❀ 锅内加水煮沸，放入所有食材，大火烧开转小火煲约50分钟，调味即可。

专家点评

　　玄参又名元参，《本草备要》载其"苦咸微寒，益精明目，利咽喉，通二便"，补阴液而治便秘、咽干口燥。太子参能补气生津，药性平稳而适合长期食用。沙参补肝肺之阴而去虚火。水鸭同生姜炒过，寒性大减。这款"清补凉"的药膳，有效缓解咽干鼻燥、干咳无痰、便秘、皮肤干燥等症状，适合阴虚火旺、虚不受补、病后伤阴的人群食用。

小贴士

　　风寒所引起的咳嗽、咽喉不适与便溏者不宜。

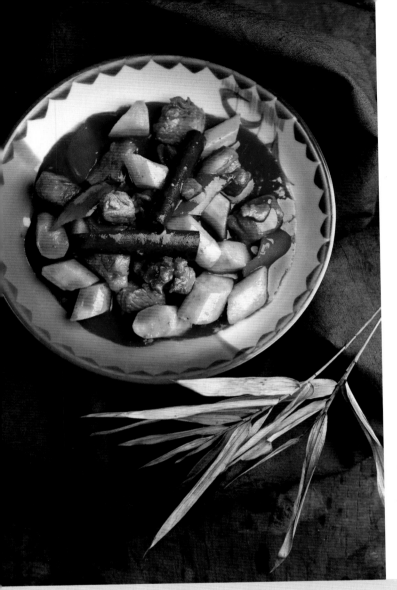

桂皮山药焖排骨

经济型的补肾美味。

口味　浓郁
分量　3人量
厨艺　煎、焖
厨具　炒锅

肉桂皮

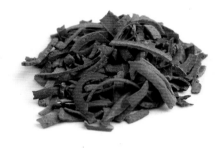

食材

肉桂皮5~10克，鲜淮山250克，排骨250克，红辣椒、青辣椒、生姜、花生油、食盐、生粉、生抽适量。

做法

- 鲜淮山切段；红辣椒、青辣椒切块；排骨斩件，用食盐、花生油、生粉、生抽腌制10分钟。
- 热油起锅，爆香生姜、肉桂皮，再放入排骨香煎至微黄。
- 放入鲜淮山、红辣椒、青辣椒翻炒，加适量清水，大火烧开后，转小火焖焗10分钟浓缩汤汁。最后转大火收汁，调味即可。

专家点评

山药，味甘、性涩，能补不足，固肠胃，止泻痢。肉桂皮能缓解脾虚湿盛所致的食欲差与腹泻，是最早被人类使用的香料之一。两者作为辅料焖排骨，不仅香味浓郁诱人，而且能温补脾肾，缓解胃脘隐痛不适、恶心欲呕、腹泻便溏、疲倦乏力、腰膝酸软、夜尿频等症状，适合脾肾两虚人士或贪凉所致的胃肠不适者食用。

小贴士

脾虚明显者可加生姜30克。

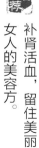

补肾活血，留住美丽，女人的美容方。

口味　酸甜

分量　3人量

厨艺　焖

厨具　蒸锅、砂锅

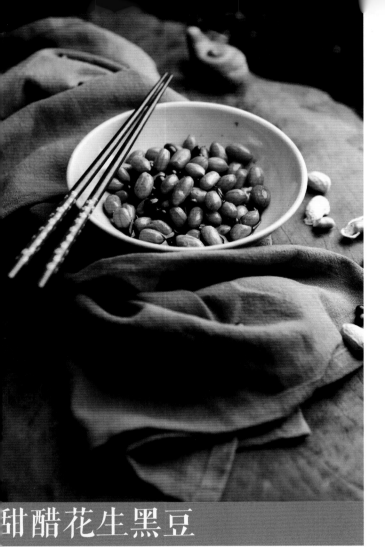

黑豆

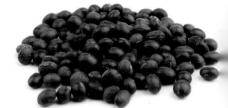

甜醋花生黑豆

食材

黑豆200克，花生200克，甜醋约300毫升，生姜100克。

做法

🥢 生姜拍碎；黑豆、花生隔水蒸20分钟备用。

🥢 甜醋入锅加热后，放入所有食材小火焖10分钟，待食材吸收甜醋后即可食用。

专家点评

　　《本草备要》载黑豆"甘寒色黑，能补肾镇心，活血解毒"，有补肾活血、黑发与抗衰老的功效。花生能补脾润肺。甜醋又名苦酒，有消食开胃、活血行气之效。这道膳食既能补脏腑又能行气血，改善面色萎黄、头发早白、皮肤干燥、食欲欠佳等症状，适合爱美女士及年老体虚之人食用。同时，作为餐厅小吃，更是三五知己品酒闲聊的"标配"。

贴士

　　进食豆类易出现腹胀者，可调整黑豆、生姜用量比为1∶1。

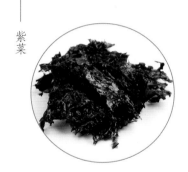

紫菜

口味　鲜香

分量　3人量

厨艺　煲

厨具　汤锅

 家人牙齿不给力，也能品出美味来。

鸡汤豆腐

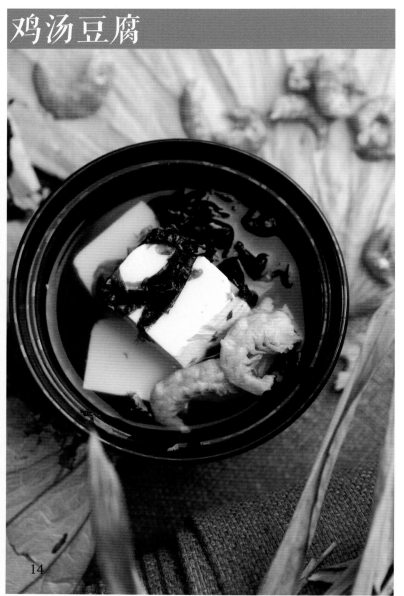

食材

鸡骨架1个，生姜3片，豆腐2块（或豆腐脑2碗），虾米、紫菜、胡椒粉、食盐适量。

做法

- 锅里加水煮沸，放入鸡骨架和生姜，煲1小时后，捞起鸡骨架，留汤备用。
- 豆腐切块，连同虾米一起放入鸡汤内，煲3~5分钟。再加入紫菜，撒上胡椒粉，食盐调味即可。

专家点评

　　豆腐口味清淡，富含优质蛋白且脂肪含量极低，是很好的肉类替代品。虾米味道鲜美。紫菜低脂、低热量、高纤维。三者搭配鸡汤，成就一道鲜美、营养高的家常菜，特别适合于牙口不适、食欲欠佳的老年人，又适合于口腔疾病急性发作时食用。

小贴士

　　虾米、紫菜含钠较高，高血压患者应控制摄入量。豆腐性寒，脾胃虚寒者应少吃，或多加胡椒粉与生姜。

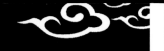

润肺利咽汤

病人咳嗽，医生头痛，为燥咳的您推荐个食疗方。

口味　甘甜微涩
分量　3人量
厨艺　煲
厨具　汤锅

料

竹20克，沙参20克，罗汉果1/5陈皮1瓣，猪脷350克，食盐适

陈皮浸泡切丝；猪脷切块焯水备用。

锅内加水煮沸，放入所有食材，大火烧开转小火煲1小时，调味即可。

专家点评

玉竹味甘、性平，能补中益气、润心肺。沙参补肝肺之阴而去其虚火。罗汉果性凉、味甘，具有清肺利咽、化痰止咳、润肠通便的功效，素有"良药佳果"美誉。搭配顺气化痰的陈皮，本汤膳润肺利咽，顺气止咳，能缓解咽干不适、干咳无痰、皮肤干燥等症状，适合为秋燥所伤、长期吸烟、熬夜的人群保健食用。

小贴士

此汤性凉，寒咳者不宜。气虚、阳虚体质者不作推荐。

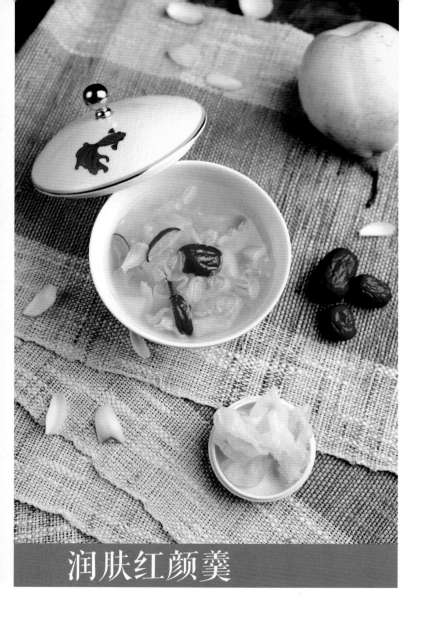

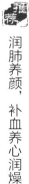

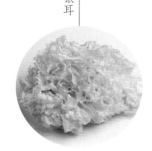

润肤红颜羹

食材

银耳半朵，雪梨半个，鲜百合100克，红枣5个，冰糖适量。

做法

- 银耳泡发剪开；红枣去核；雪梨去芯切块。
- 把所有食材放入炖盅内，加入适量清水，隔水炖1小时即可。

专家点评

雪梨能滋润脏腑。银耳，过去的王公贵族都将其视作"延年益寿之品"，其性平、味甘淡，具有强精补肾、补气润肠、美容嫩肤、延年益寿的功效。百合润肺之余，能收敛心神。搭配甘甜、补益气血的红枣，本羹清润滋补，养颜又养心，能改善面色萎黄、便秘、皮肤干燥或咽干鼻燥等诸窍干燥的症状，适合于爱美女士、阴虚火旺及素食人士食用。

小贴士

体重超标、血糖升高者去糖。痰湿、气虚、阳虚者不作推荐。

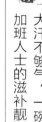

五指毛桃

食材

灵芝30克，五指毛桃100克，枸杞子30克，老母鸡半只（约750克），食盐适量。

补气安神汤

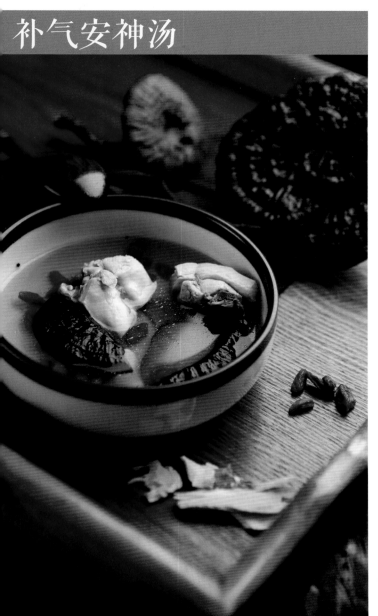

做法

- 灵芝斩块；老母鸡斩件洗净，焯水备用。
- 锅内加水煮沸，放入所有食材，大火烧开转小火煲1.5小时，调味即可。

专家点评

灵芝，古时有"仙草"之美誉，能补气安神，延缓衰老与提高免疫力。五指毛桃性微温、味甘，具有健脾化湿、行气化痰的功效。枸杞子性甘平，能滋阴益肝肾。该药膳能气阴双补，可改善精神疲惫、汗多气短、心悸心慌、心烦失眠等症状，适合产后坐月子，用脑过度，气虚、阳虚体质人群食用。

小贴士

五指毛桃为国医大师邓铁涛教授所推崇，有"南芪"之美誉。其健脾补气之力同黄芪，却不易引起上火、燥热等不适。

醉虾

补肾抗疲劳。

厨具　分量　口味
炒锅　3人量　浓郁
　　　煎、焖

河虾

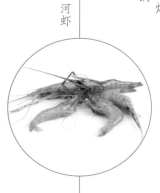

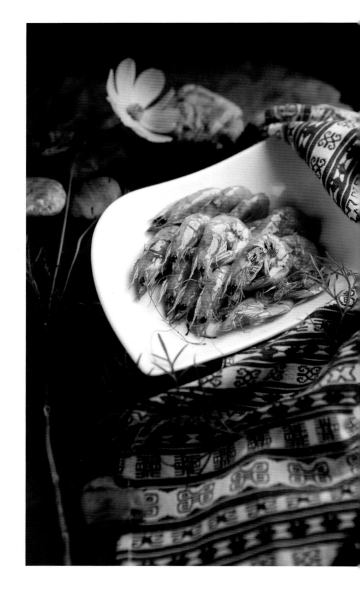

食材

河虾500克，黄酒200克，生抽、米醋、花生油适量。

做法

- 河虾用黄酒泡30分钟后捞起，黄酒留用。
- 热油起锅，把河虾煎至变色，加入适量黄酒、生抽及米醋焖15分钟即可。

专家点评

　　醉制是中国烹调技法之一，加上米醋焖烧，使得虾壳酸化酥软，可带壳食用。入口鲜美香醇，也可令虾壳中的钙质溶于酒、醋当中，易于吸收。醋具有消食开胃、活血行气的作用。虾性甘温，补肾壮阳而抗早衰，其营养价值高，能增强人体的免疫力和性功能。本膳食尤其适宜于中老年人及肾虚人群食用。

小贴士

　　海鲜过敏者不宜。

茯神

乌梅

干桂圆肉

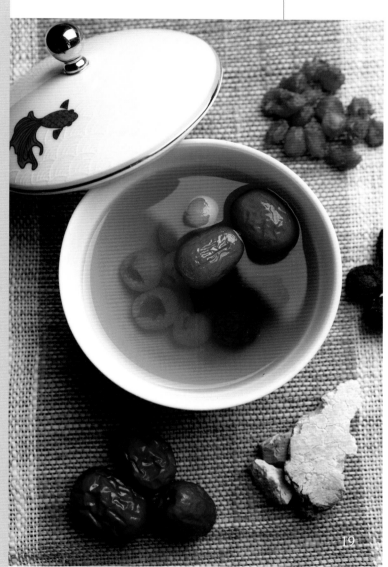

补血安神茶

推荐

补血安神忘忧愁。

口味　酸甘
分量　3人量
厨艺　煮
厨具　砂锅

食材

鲜桂圆肉20克（干品5~10克），茯神15克，乌梅2个，红枣5个。

做法

- 食材洗净，红枣去核。
- 锅内加水煮沸，放入食材，小火煮20分钟即可。

专家点评

桂圆肉又名龙眼肉，性甘温，养心补血，能调理思虑过度而耗伤气血所致的健忘、惊恐不安。茯神较茯苓更侧重于宁心安神。乌梅能收敛虚火。秋季易悲，用桂圆肉、茯神、乌梅搭配养血的红枣煮一道安神茶，能缓解情绪不畅、心烦失眠、心慌心悸等症状，适合于阴血不足的人群或大众保健食用。

小贴士

乌梅味酸，多食损齿伤筋，症见嗳气反酸等消化道溃疡者不宜。喜欢甜品或觉口感太酸，可酌量加桂圆肉或冰糖。

19

一天处暑写秋凉
入日田畴横稻黄

处暑

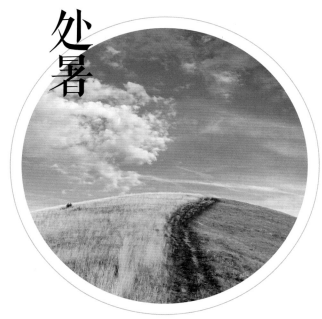

处暑为秋季的第二个节气。"处，去也，暑气至此而止矣。""处"有躲藏、终止之意，一如古人所言。此时如暑天般的炎热逐渐消失，气温开始转凉。我国大部分地区将迎来秋高气爽的天气，早晚凉爽，昼夜温差渐大。

代表寓意： 炎热暑天结束。

节气开端： 每年8月23日前后。

气候特点： 暑热逐渐消退，气温开始转凉。

节气养生： 处暑，意味着暑热远去，凉爽到来。"处暑无三日，新凉直万金"，适时外出游玩，能愉悦身心。起居上，坚持早睡，巩固养护阳气。可晨跑、散步、打拳等以舒展肺气。饮食避免辛辣刺激，减少寒凉之品的摄入，以滋润、清养之品为要，以减秋燥之不适。

推荐食材： 冬瓜干、姬松茸、青提子、黑提子、车厘子等。

推荐药膳： 五色果汁、冬瓜干蒸排骨、姬松茸蒸鸡等。

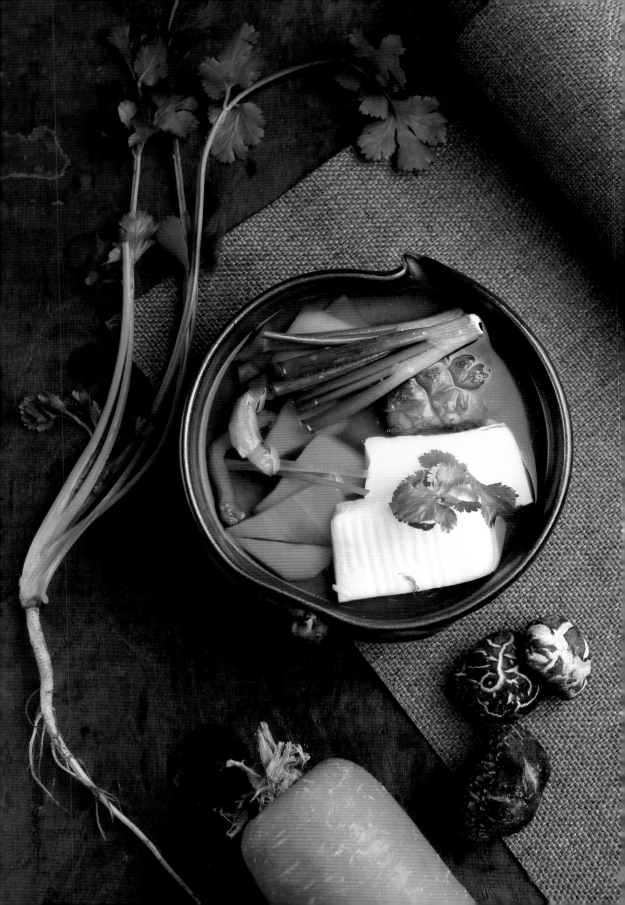

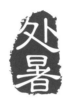

处暑

香菇豆腐汤

推荐

香滑可口，一碗老少咸宜的汤。

口味 鲜香
分量 3人量
厨艺 煮
厨具 砂锅

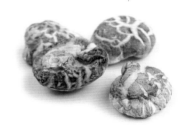

香菇

食材

香菇3个，豆腐1块，胡萝卜1个，榨菜、香菜、生姜、葱、花生油、食盐适量。

做法

❧ 香菇切片，胡萝卜切丝，葱切粒，豆腐冷冻后切小块备用。

❧ 热油起锅，爆香生姜、香菇及胡萝卜丝，再加入适量清水煮沸，入豆腐小火煮20分钟。

❧ 加入榨菜煮5分钟，加食盐调味，撒上香菜与葱即可。

专家点评

《随息居饮食谱》载豆腐"甘凉，清热润燥，生津解毒，补中宽肠，降浊"，它不仅低脂肪，有丰富的优质蛋白，而且还富含钙，是不错的补钙来源。香菇能开胃，有助于提高机体的免疫力。搭配胡萝卜、榨菜、香菜、生姜与葱，成就一道香滑可口且易于吸收的素菜，非常适合应酬过多的人士、老人和"小胖孩"食用。

小贴士

豆腐冷冻后更美味。口味清淡者，可在榨菜和食盐之间二选一。

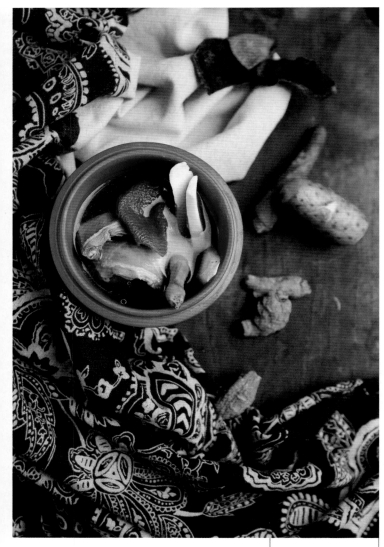

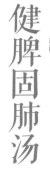

鲜淮山

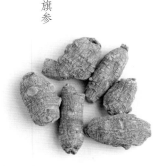

花旗参

健脾固肺汤

久咳可治脾，培土以生金。

口味　甘香
分量　3人量
厨艺　炖
厨具　炖锅

食材

鹧鸪1只，花旗参15克，鲜淮山150克，陈皮1瓣，食盐适量。

做法

- 鹧鸪去脏洗净，花旗参切片，鲜淮山切块，陈皮浸泡切丝。
- 把所有食材放入炖盅内，加适量开水，隔水清炖1.5小时，调味即可。

专家点评

《随息居饮食谱》载鹧鸪"甘温，利五脏开胃，益心神"，能补五脏之虚。花旗参又名西洋参，味甘、性寒，具有益气养阴的功效。山药能补脾肺而治虚劳久咳。搭配顺气化痰的陈皮，蕴含中医里"培土生金"之意。该汤膳能补益肺脾、顺气化痰、强化体质，适合转季咳嗽或肺病缓解期人群食用。

小贴士

鹧鸪性热，湿热体质者不宜多食。儿童宜用太子参代替花旗参（15~20克）。不耐花旗参者，可用党参（15~20克）替代。

五色果汁

推荐

品生活五色，适知己畅谈、周末聚会时。

口味　甘甜微酸

分量　3人量

厨艺　榨汁

厨具　榨汁机

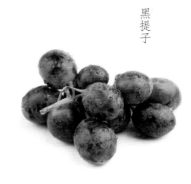

黑提子

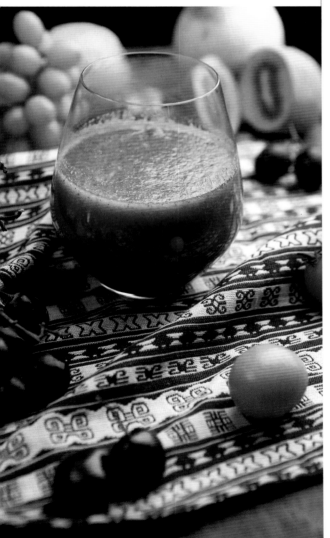

食材

青提子100克，黑提子100克，车厘子100克，雪梨1个，猕猴桃1个，柠檬1片，蜂蜜适量。

做法

- 水果洗净，车厘子去核；雪梨去皮、芯，切块；猕猴桃去皮切块。
- 把水果放入榨汁机中，打碎搅拌即可。
- 根据口感可加入柠檬与少许蜂蜜。

专家点评

五种水果均有较好的抗氧化作用。水果大都性偏寒凉，生吃不仅能清脏腑之热，还能润肠通便。岭南初秋，暑热未消，燥气渐盛，在水果丰收的季节，果汁能清热补水，适合于知己畅谈、周末聚会时选择。

小贴士

气虚、阳虚及痰湿体质人群不宜；超重、血糖升高者不作推荐。

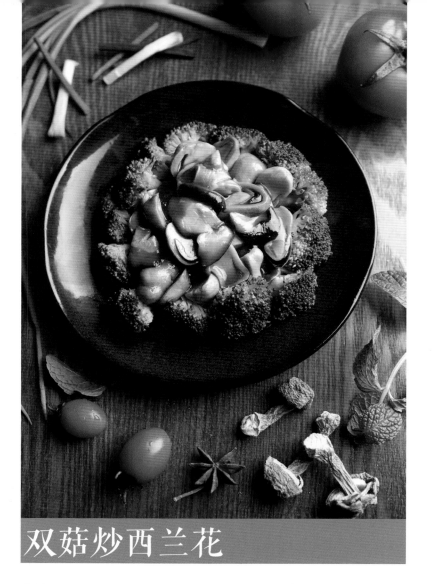

控制体重、增强免疫力的素食。

口味　鲜香
分量　3人量
厨艺　炒
厨具　炒锅

西兰花

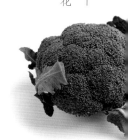

双菇炒西兰花

食材

西兰花250克，鲜香菇150克，鲜草菇150克，生姜蓉、大蒜蓉、花生油、食盐、砂糖、蚝油适量。

做法

- 食材洗净，鲜香菇切片，鲜草菇切半，西兰花切成小朵。
- 把鲜香菇、鲜草菇、西兰花焯水后过冷备用。
- 热油起锅，爆香大蒜蓉和生姜蓉，放入鲜冬菇、鲜草菇爆炒；再加入适量的蚝油、砂糖、食盐，让菇充分吸收汁水后上碟。
- 大火翻炒西兰花，炒熟后上碟摆盘。

专家点评

西兰花质柔嫩，少纤维、少热量、多水分，营养丰富、口感绝佳，能增强机体免疫力。搭配同样具有增强机体免疫力功效的香菇、草菇，尤其适合免疫力低下、容易感冒的人群食用。当然也是控制体重人士的上佳选择。

小贴士

体质虚寒人群可多放生姜或加指天椒爆炒。

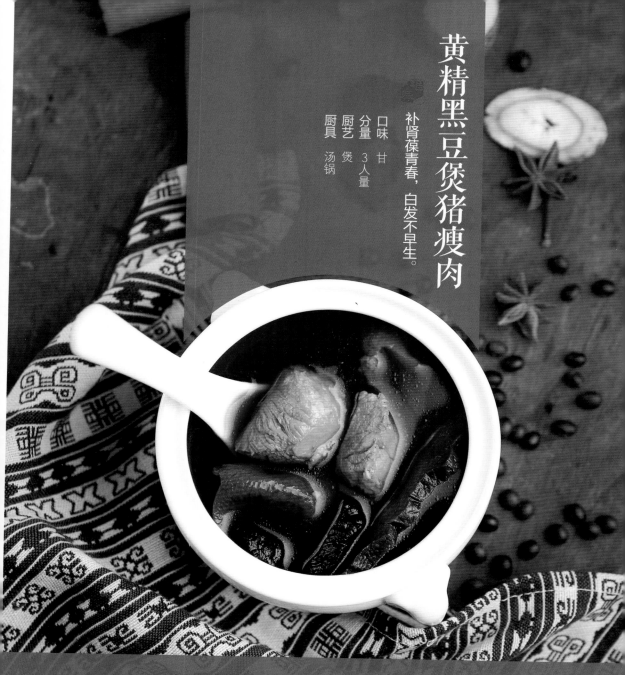

黄精黑豆煲猪瘦肉

补肾葆青春，白发不早生。

口味　甘
分量　3人量
厨艺　煲
厨具　汤锅

食材

黄精30克，黑豆50～80克，猪瘦肉350克，陈皮1瓣，食盐适量。

做法

① 黑豆温水浸泡30分钟；猪瘦肉切块，洗净焯水；陈皮浸泡切丝。

② 锅内加水煮沸，放入所有食材，大火烧开转小火煲1小时，调味即可。

专家点评

　　黑豆，补肾活血，能黑发与抗衰老，是常用保健食品。黄精如春雨"润物细无声"一般，滋养脏腑且有益筋骨。搭配健脾促运化的陈皮，整个菜品能调理肝肾、乌发、养颜与强筋壮骨，适合久病体弱的中老年人，或白发早生、想葆青春的职场精英食用。

小贴士

　　湿热体质人群不作推荐。

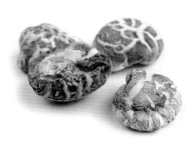
香菇

食材

鲜鱿鱼1条，熟玉米粒150克，米饭1小碗，香菇2个，料酒、生抽、胡椒粉、砂糖、食盐、花生油适量。

鱿鱼腹中玉

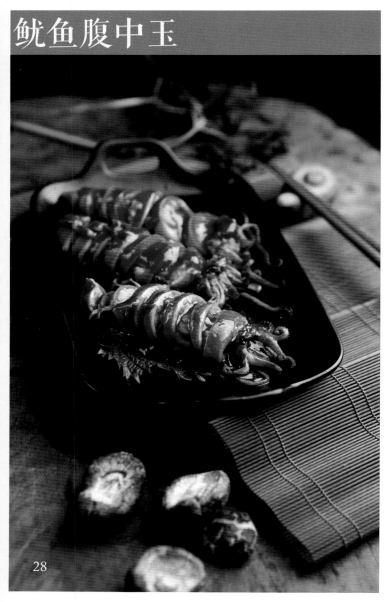

做法

- 鲜鱿鱼去内脏及外膜，洗净，用料酒、生抽、胡椒粉腌制15分钟。
- 香菇泡发后切粒，与米饭、熟玉米粒及适量的食盐混匀，一并填入鲜鱿鱼肚中。
- 起锅把鲜鱿鱼表面煎至金黄色，再加入砂糖、生抽、料酒及少量清水，焖2分钟后捞起，横断切块，淋上锅内汁液即可食用。

专家点评

鱿鱼富含牛磺酸和人体所需的各种蛋白质，热量低，胆固醇较高，具有缓解疲劳、恢复视力、改善肝功能的作用。为学习紧张、用眼过度、备考状态的小朋友准备这道美食，定能给"Ta"带来惊喜。

小贴士

鱿鱼是发物，患有湿疹、荨麻疹等疾病及过敏体质的人群不宜。

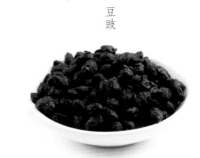

豆豉

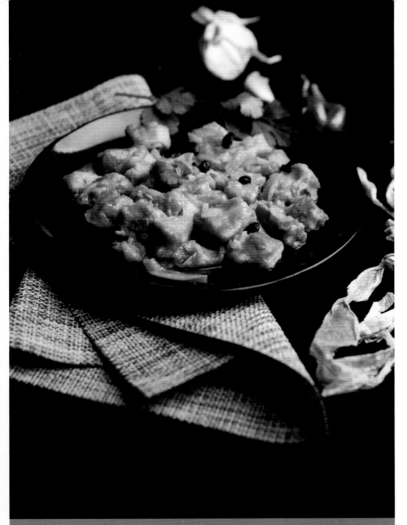

冬瓜干蒸排骨

食材

排骨350克，冬瓜干100克，生姜蓉、豆豉、食盐、花生油适量。

做法

🥢 排骨斩件洗净，加入生姜蓉、豆豉、食盐和花生油腌制10分钟；冬瓜干温水泡软备用。

🥢 把冬瓜干置于碟上，再铺上排骨，隔水清蒸15分钟，即可食用。

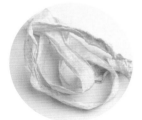

冬瓜干

专家点评

冬瓜干味甘淡、性微寒，有清热解毒、凉血润肤、利尿消肿等功效。搭配温中暖胃的生姜，以豆豉增香，成就一碟清香怡人的美食。该菜品能缓解岭南秋季暑热未消所带来的不适，尤其适合湿热、痰湿体质人群及大众在秋日去暑热时食用。

小贴士

阳虚体质人群食用时可多加生姜蓉与胡椒粉。

祛风湿，强筋骨，一碗靓汤敬父母。

口味　甘、微涩

分量　3人量

厨艺　炖

厨具　炖盅

金毛狗脊

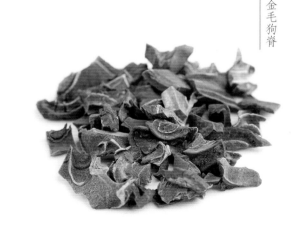

红枣

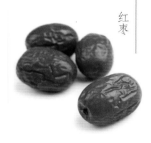

食材

金毛狗脊20克，牛骨髓150克，猪瘦肉250克，生姜3片，红枣4个，枸杞子、食盐少许。

做法

❧ 牛骨髓、猪瘦肉焯水。

❧ 炖盅内加入所有食材和适量清水，隔水清炖1.5小时，调味即可。

专家点评

　　金毛狗脊，具有祛风湿、补肝肾、强腰膝的作用。牛骨髓，《食疗本草》载"安五脏，平三焦，温中，久服增年"，有补益功效，取"以形补形"之意。该汤膳有助于缓解腰膝无力、关节痹痛的症状，适合于慢性腰腿痛和长期从事体力劳动的人群食用。

金狗脊炖牛髓

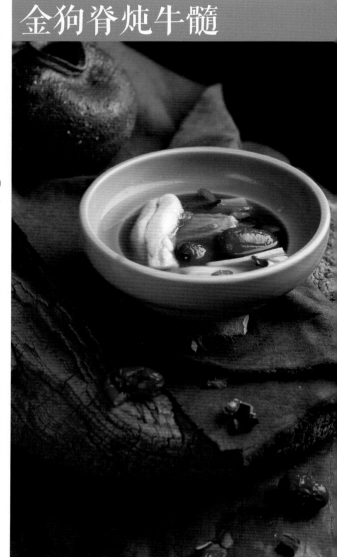

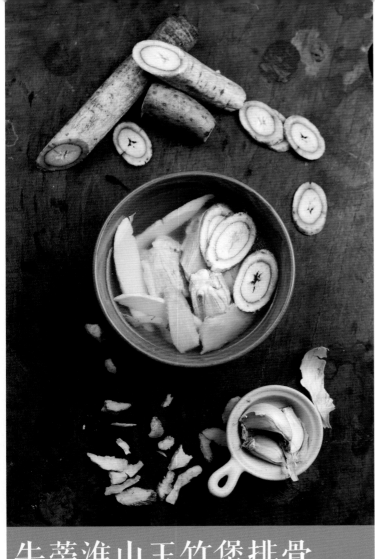

厨具　汤锅

厨艺　煲

分量　3人量

口味　甘香

「洗肺清肠」，「三高」自然有出路。

鲜牛蒡

牛蒡淮山玉竹煲排骨

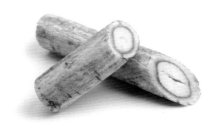

食材

鲜牛蒡100克，鲜淮山150克，玉竹25克，排骨250克，食盐适量。

做法

🍃 食材洗净，鲜淮山、鲜牛蒡切段，排骨斩件焯水。

🍃 锅内加水煮沸，放入所有食材，大火烧开转小火煲1小时，调味即可。

专家点评

　　牛蒡，《食疗本草》载"根，作脯食之良"，性辛凉，具有降血糖、降血脂与提高免疫力的作用，备受大众宠爱。淮山，又名山药，补脾肺，涩精气，治虚劳。玉竹补中益气，润心肺。这款药膳属"清补凉"，能缓解咽喉不适、咳嗽少痰等症状，适合于秋燥伤肺、长期吸烟、熬夜的人群食用。同时，血脂高、血糖高、尿酸高的"三高"人群也不妨一试。

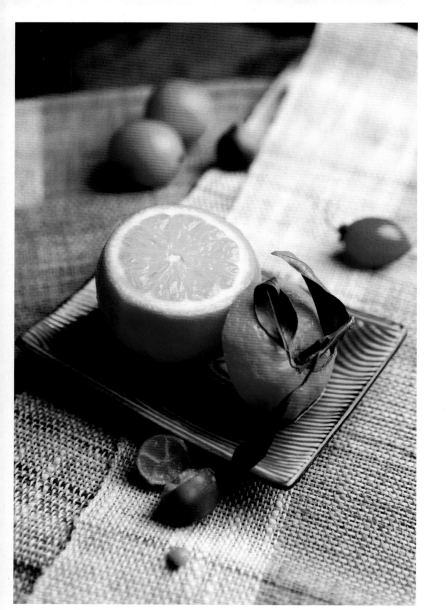

日咳夜咳好烦人，小妙方可帮到你。

口味　甘、微涩
分量　1人量
厨艺　蒸
厨具　蒸锅

橙子

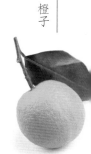

食材

橙子2个，食盐少许。

做法

～ 橙子洗净，用刀顶端开盖，再用筷子在橙肉插出几个小洞，放入少许食盐，盖好橙子盖。

～ 放入碗中，隔水清蒸30分钟。食用时去皮留肉，连同蒸出来的汁水一并食用。

专家点评

　　这是一个治疗咳嗽的有效食疗方。蒸制时要连皮带肉蒸，因为止咳的成分就在橙子的皮中。蒸制会把有效成分渗入果肉或留在汁水里，所以要连肉带水吃干净。该膳食具有止咳化痰、开胃下气的功效，能缓解咳嗽、咯痰稀白、食欲不振、胸腹胀痛等症状，适合于风寒证的人群食用。

海马栗子炖排骨

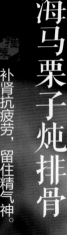

食材

海马2～3只，栗子100克，生姜3片，排骨250克，红枣、食盐适量。

做法

海马洗净，温水浸后碾碎；栗子焯水，去衣；排骨斩件焯水。

把所有食材放入炖盅，加适量开水，隔水清炖2小时，调味即可。

专家点评

栗子为果之上品，养胃健脾、补肾壮腰。海马入肝、肾两经，有补肾壮阳、调气活血、强身健体的功效，能延缓衰老。汤膳能补益肾中阴阳，改善易感冒、疲劳、形寒肢冷、腰膝酸软等症状，适合脾肾阳虚人群及男士日常保健食用。

小贴士

湿热体质人群、孕妇不作推荐。

养肝健步汤

推荐

「人老腿先老」，为高堂补补脚力。

口味　甘、微苦

分量　3人量

厨艺　煲

厨具　汤锅

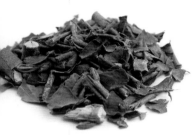

桑寄生

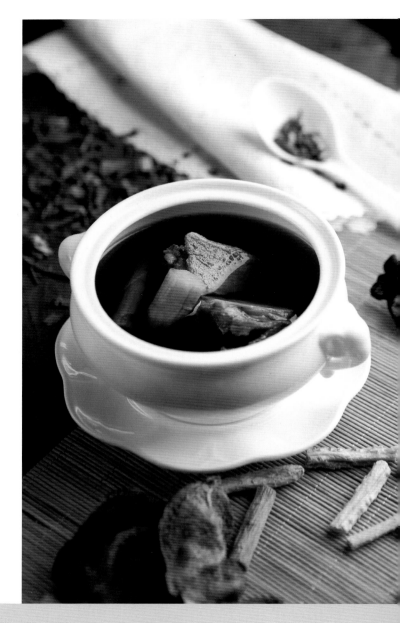

食材

桑寄生15克，党参20克，熟地黄30克，生姜5片，猪脊骨350克，食盐适量。

做法

- 猪脊骨斩件，洗净焯水。
- 锅内加水煮沸，放入所有食材，大火烧开转小火煲1.5小时，调味即可。

专家点评

　　桑寄生性平、味苦甘，能补筋骨，散风湿，有助于保持筋骨的活力。熟地黄补血而濡养筋骨、关节。猪脊骨有"龙骨"之称，取"以形补形"之意。搭配补气健脾的党参，辟腥去滞的生姜，使本药膳既能强筋骨又可补气血，有助于缓解腰膝酸软，头晕耳鸣，失眠心悸，月经量少、延后等症状，尤其适合于中老年人、更年期女性及月经不规则女性食用。

小贴士

　　湿热、痰湿体质人群不作推荐。

补气养脾食补鸡

补气养血鸡补身，精力恢复不求医。

厨具 分量 口味
汤锅 煲 5人量 甘香
厨艺

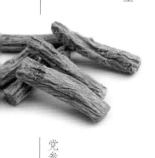

党参

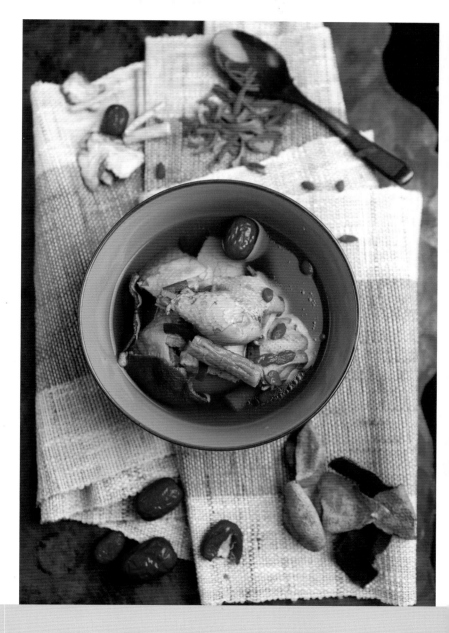

食材

当归15克，党参15克，肉桂皮5克，红枣5个，陈皮2瓣，生姜5片，鸡1只（约1500克），食盐、生抽、枸杞子适量。

做法

- 鸡宰好洗净备用；除鸡和调味料外，把所有食材加水煲30分钟熬成汤。
- 汤中加入适量食盐、生抽，把鸡放入，完全浸泡，大火烧开后熄火，再浸泡15~20分钟至鸡熟透。
- 取鸡斩件上碟，蘸汤汁食用。

专家点评

当归补血润燥，党参补脾益气，两者搭配姜枣，补脾胃而益气血。鸡肉甘温补虚，以药汤煨熟，借药材之力，增强补益功效。此菜品有助于缓解面色、口唇苍白，头晕耳鸣，疲惫失眠，排便无力等症状，适合产后、术后或大出血后见气血不足的人群食用。

小贴士

湿热体质人群，感冒初起不宜。

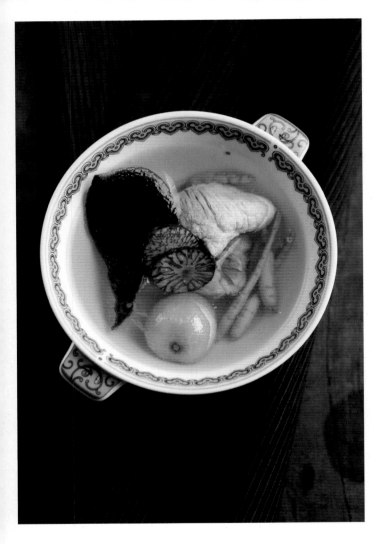

小儿消食汤

 若要小儿安，健胃消食
不能忘。

厨具	厨艺	分量	口味
汤煲	煲	3人量	微甘、苦

陈皮

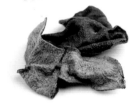

做法

❧ 猪脹洗净切块，焯水。

❧ 锅内加水煮沸，放入所有食材，大火烧开转小火煲45
分钟，调味即可。

专家点评

　　太子参，又名孩儿参、童参，能补气生津，
药性平稳而适用于小儿食疗。《本草备要》载槟榔
"苦温，泄气，行水，破胀，攻坚"，具有消食导
滞的功效。搭配健脾顺气的陈皮，以蜜枣调味，该
汤膳能改善食欲不佳、口气重、大便不畅等症状，
适合于胃肠食滞的人群食用。

小贴士

　　成人有上述不适也可食用。槟榔，"过服则损
真气"，不宜长期服用。

食材

太子参30克，槟榔5克，
陈皮1瓣，蜜枣1个，猪
脹150克，食盐适量。

槟榔

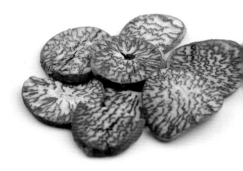

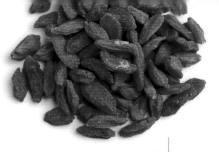

枸杞子

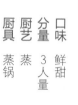

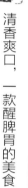

姬松茸蒸鸡

清香爽口，一款醒脾胃的美食。

厨具 蒸锅
厨艺 蒸
分量 3人量
口味 鲜甜

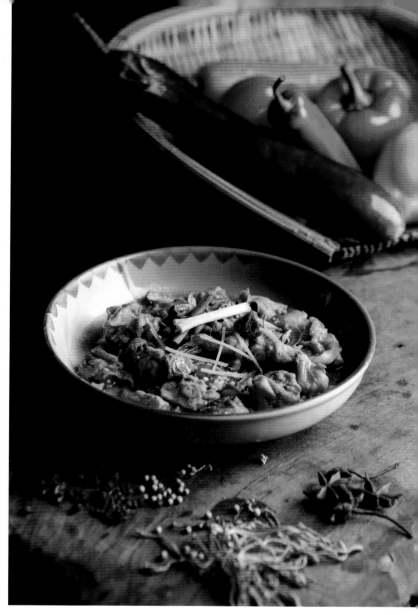

食材

姬松茸（干品）60克，鸡半只（约750克），枸杞子15克，生姜丝、食盐、花生油、生粉、葱花适量。

做法

- 姬松茸浸泡30分钟，切条。
- 鸡斩件洗净，加入生姜丝、食盐、花生油、生粉腌制10分钟。
- 姬松茸置于碟上，再铺上鸡块，撒上枸杞子、葱花，蒸10分钟即可。

专家点评

姬松茸菌盖嫩，菌柄脆，具杏仁香味，口感脆嫩。研究发现，姬松茸中的多糖有调节免疫和抗疲劳的作用。枸杞子能养肝肾，搭配甘温补虚的鸡肉，使该药膳味道清香，补而不腻，能提高免疫力，改善食欲，适合易感冒及疲劳状态的人群食用。

小贴士

尿酸高且担心菌类嘌呤高的，可先把姬松茸焯水再蒸。

姬松茸

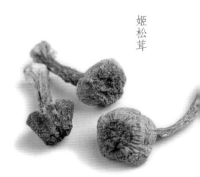

红衣落尽暗香残
叶上秋光白露寒

白露

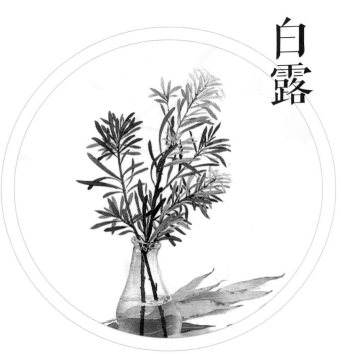

白露为秋季的第三个节气。"处暑后十五日为白露，阴气渐重，露凝而白也。"古人以四时配五行，秋属金，金色白，故以白形容秋露，因此名曰白露。"蒹葭苍苍，白露为霜"，此时气温逐降，凉意渐增，菊香飘飘，秋意更浓，一派金风玉露之景。

代表寓意： 气温日渐下降。

节气开端： 每年9月8日前后。

气候特点： 秋高气爽，候鸟南迁，天气渐凉。

节气养生： 白露时节，日渐寒冷。"白露身不露"，以长袖替换短衣，避晨晚之凉风寒气。此时水果已熟，可品其甘甜之味，养血安神以"补露"。然水果多为寒凉，可感寒湿，不可多食。心志安宁，不以物喜、不以己悲，以缓秋天肃杀之气。

推荐食材： 鲜人参、蜂蜜、杏仁、银耳、无花果等。

推荐药膳： 鲜人参片泡蜂蜜、鲜人参石斛炖鹧鸪、润肺美颜汤等。

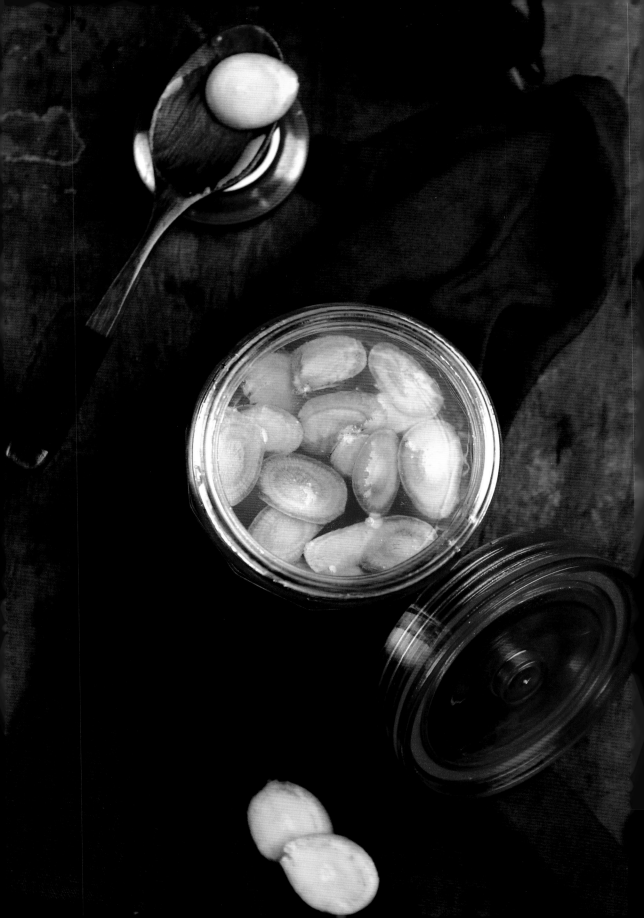

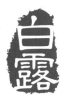

鲜人参片泡蜂蜜

秋日品鲜参，补气又补心。

口味　甘、微涩
分量　多人量
厨艺　浸泡
厨具　玻璃瓶

生晒参

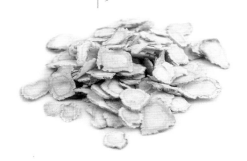

食材

鲜人参（生晒参为佳）200克，蜂蜜500克。

做法

❧ 鲜人参洗净晾干，去参须及芦头，切片。

❧ 把鲜人参放入玻璃罐中，加入蜂蜜，密封浸泡1周。

❧ 食用时，取参片含服，蜂蜜兑温水服用。

专家点评

　　《本草备要》载人参"生甘苦微凉，熟甘温，大补元气"，有"百草之王"的美誉。鲜品性偏凉，炮制后性温而被称作"红参"。蜂蜜能滋润脏腑。两者相用，有益于形体瘦弱者，能有效缓解疲劳短气、皮肤干燥、排便无力及便秘等症状，尤其适合气阴不足、虚不受补的中老年人群食用。

小贴士

　　蜂蜜滑肠，便溏、嗳气与腹胀者不宜食用。痰湿体质者不作推荐。

腐皮蒸鲫鱼

推荐

古法烹制，惹味补虚。

口味　鲜香
分量　3人量
厨艺　蒸
厨具　蒸锅、竹蒸笼

指天椒

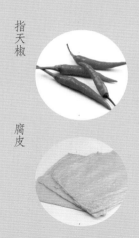

腐皮

食材

鲫鱼1条，猪肉胶100克，大腐皮2片，米酒少许，葱、指天椒、食盐、花生油适量。

做法

- 鲫鱼去脏洗净沥干，从腹部剖成两半；指天椒切圈、葱切粒备用。
- 锅内加入清水及米酒，在竹蒸笼上铺一片腐皮，再铺上一层猪肉胶。
- 鲫鱼打开，肚朝下，背朝上平铺于蒸笼上。把剩余的猪肉胶涂在鱼背上，再抹上葱、指天椒、食盐、花生油，最后用腐皮包裹鲫鱼，蒸15分钟，鱼熟上碟即可。

专家点评

《本草备要》载鲫鱼"甘温，补土和胃"，能养脾胃。此膳食从古书中觅得，酒蒸不仅可去其腥味更添一份酒香。腐皮不仅可以吸收蒸出来的多余水分，更给鱼肉带来浓郁的豆香。加上葱、指天椒、食盐调味，鲜香非常，能醒脾胃，有助于缓解食欲不佳、思虑过度等症状，尤其适合于脾胃虚弱人群及体重控制者食用。

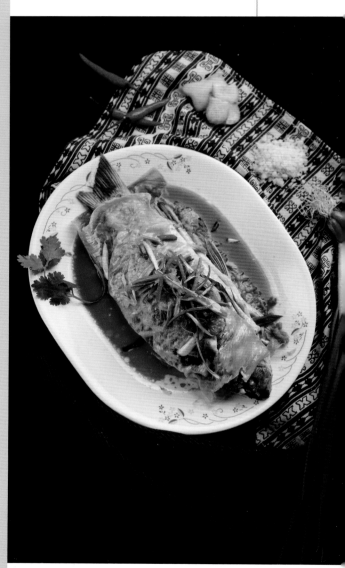

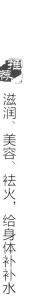

芦荟蜂蜜饮

滋润、美容、祛火，给身体补补水。

口味　甘

分量　1~2人量

厨艺　浸泡

厨具　茶壶

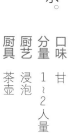

鲜芦荟

食材
鲜芦荟1~2片，蜂蜜适量。

做法
- 鲜芦荟去皮切粒，焯水备用。
- 把芦荟粒放入茶壶中，加入温水浸泡10分钟；兑入蜂蜜调味，即可饮用。

专家点评
芦荟能清肝火、通便。蜂蜜，生品性质偏凉，加热后由凉转温，因其滋润之性，尤其适合在秋冬天气干燥时食用。两者相配，能清虚火、润五脏，缓解便秘、皮肤、诸窍干燥等症状，适合阴虚、血虚人群及大众秋冬保健食用。

小贴士
脾胃虚寒腹泻或便溏、嗳气与腹胀者勿服。阳虚及痰湿体质人群不作推荐。

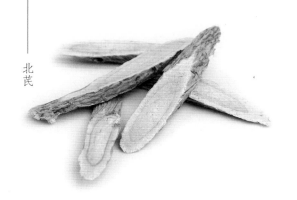

北芪

口味　鲜甜

分量　5人量

厨艺　蒸

厨具　蒸锅

 疲惫汗多、增重增肌，试试这道菜。

药膳鸡

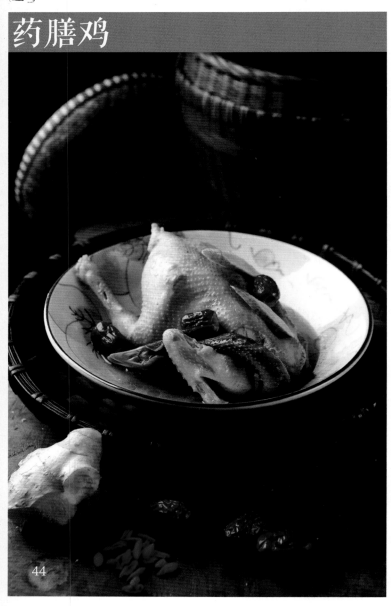

食材

鸡1只（约1500克），北芪50克，红枣6个，生姜蓉、葱花、食盐、花生油、生抽适量。

做法

- 鸡去内脏洗净；北芪浸泡20分钟；红枣去核。
- 把药材塞进鸡肚，隔水清蒸15~20分钟，至鸡肉熟透。
- 把鸡斩件，用蒸出的汤汁、生抽、生姜蓉和葱花调配蘸料，即可食用。

专家点评

北芪，又名黄芪，《本草备要》载其"甘温，补气，固表"，有"补气诸药之长"的美誉；未经蜜制的生黄芪有很好的益气、固表与止汗的作用。其与甘温补脾胃的红枣相配，将药效渗透于鸡肉当中。本药膳有助于缓解汗多短气、精神疲惫、排便无力等症状，适合术后、产后或久病见气血亏虚、脾胃虚弱人群食用。同时，黄芪能补脾胃而助长肌肉，增重增肌的健身人士不妨一试。

小贴士

湿热体质人群不宜。

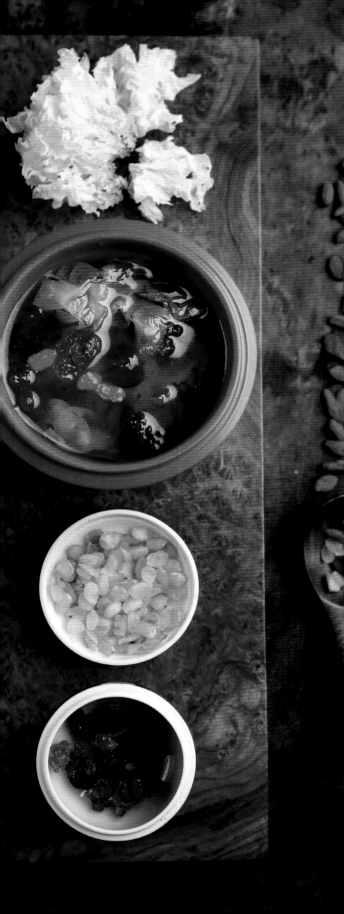

桃胶皂角米炖银耳

美容嫩肤，做个冻龄人。

口味　甘滑
分量　3人量
厨艺　炖
厨具　炖盅

食材

桃胶2~3颗，皂角米50~80克，银耳2朵，枸杞子5克，冰糖适量。

做法

- 将桃胶、皂角米浸泡10小时；银耳浸泡2小时后撕成小块。
- 将泡发好的皂角米、桃胶、银耳及枸杞子一起放入炖盅内，加入适量清水及冰糖，隔水清炖1小时即可。

专家点评

　　银耳具有强精补肾、补气润肠、美容嫩肤、延年益寿的功效。枸杞子平补而润之性，能养肝肾之阴。桃胶为蔷薇科植物桃或山桃等树皮中分泌出来的树脂，有和血的功效。皂角米能美容养颜。本炖品香糯润口，能改善皮肤干燥、容颜憔悴等状态，适合爱美女士食用。

小贴士

　　超重、血糖升高者去糖。

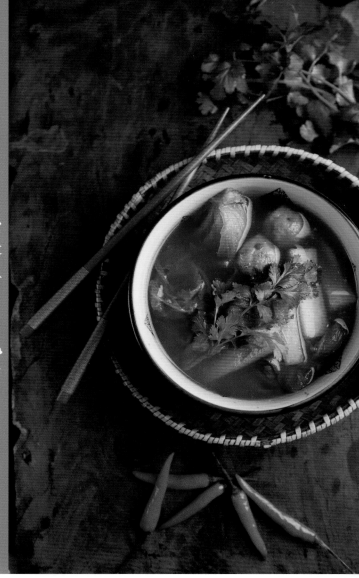

泡菜牛肉丸汤

「酸爽」，一款让你醒神开胃的汤。

口味　酸辣

分量　3人量

厨艺　煮

厨具　汤锅

泡菜

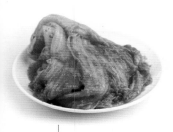

食材

酸萝卜150克，泡菜100克，牛肉丸250克，食盐、香菜适量。

做法

- 酸萝卜切块备用。
- 锅内加水煮沸，放入牛肉丸及酸萝卜煮15分钟左右。
- 至牛肉丸膨大熟透时，加入泡菜、香菜，煮5分钟即可。

专家点评

　　泡菜是以各种蔬菜为原料，经发酵加工而成，有助于消化。在腌制时，加入生姜、葱、大蒜、辣椒、紫苏等配料，除味道更好外，还有助于降低泡菜中亚硝酸盐含量。泡菜搭配爽脆的酸萝卜和弹牙爽口的牛肉丸，让这道膳食滋味酸爽、味道鲜美，营养丰富之余，又提神开胃。本膳食有助于改善口淡、食欲差等症状，适合喜辛辣和胃动力不足的人群食用。

小贴士

　　正在服用含有人参类药物者不作推荐。痛风急性期或时常发作、消化道溃疡者不宜。

太子参

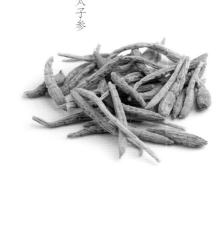

秋风添烦躁，用参来养心。

厨具　炖盅

厨艺　炖

分量　3人量

口味　甘、微涩

石斛

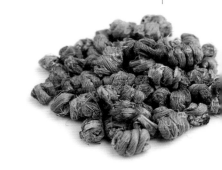

鲜人参石斛炖鹧鸪

食材

鲜人参（太子参为佳）50克，石斛10克，陈皮1瓣，鹧鸪1只，食盐适量。

做法

食材洗净，放入炖盅内，加入适量温开水，隔水清炖1.5小时，调味即可。

专家点评

鹧鸪能补五脏之虚，益心神。人参能调理元气虚损所致的失眠。石斛有益胃生津、滋阴清热的功效。搭配健脾顺气的陈皮，本汤膳能缓解心烦失眠、咽干口燥等症状，适合气阴两虚及大众秋冬保健食用。

小贴士

鹧鸪"性属火，多食发脑痛、喉痛"，湿热体质人群不宜。

青瓜

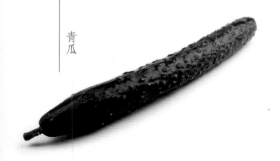

姜葱拌面

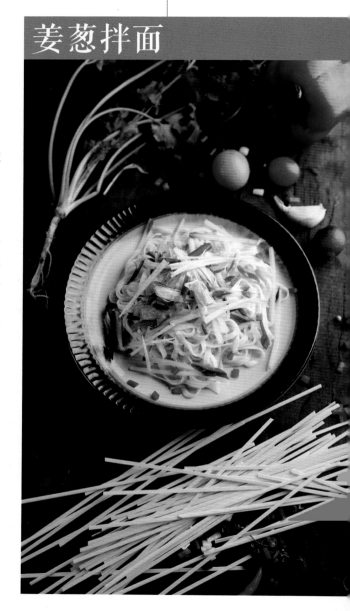

食材

面条250克，青瓜1条，生姜、葱、花生油、麻油、生抽适量。

做法

- 青瓜切丝，生姜剁蓉，葱切粒。
- 锅内加水煮沸，下面条，轻搅防黏锅。面条熟透后捞起，凉开水过冷，沥干放入碗中，撒上青瓜丝、生姜蓉与葱花。
- 锅烧红，煮沸花生油，趁热倒入面条中，加入麻油、生抽，搅匀即可。

专家点评

面条是中国人的传统美食，除粥外，面条也是半流饮食中的一种。其易消化，搭配姜葱清香开胃，使人食欲大增，适合于海吃后肠胃的恢复，或素食主义、想节省烹饪时间的人士。

菠萝蜜炖鸡

正宗南方味，「食过返寻味」。

厨具　厨艺　分量　口味
炖盅　炖　3人量　甘香浓郁

菠萝蜜

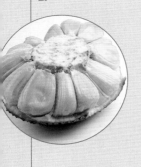

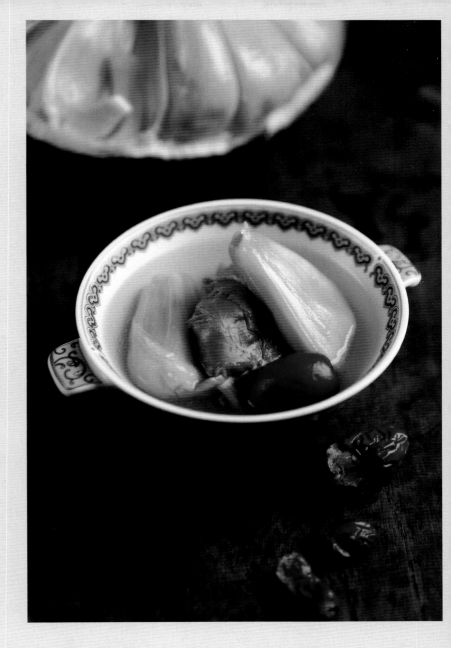

食材

菠萝蜜250克，鸡1只（约1500克），生姜5片，食盐、红枣适量。

做法

❧ 鸡去脏，斩件洗净，连同菠萝蜜、生姜及红枣放入炖盅内。

❧ 加入适量温开水，隔水清炖1.5小时，调味即可。

专家点评

　　菠萝蜜果实肥厚柔软，清甜可口，香味浓郁《本草纲目》载其"止渴解烦，醒酒益气，令人悦泽"。在受其滋补的同时，更能让人容光焕发与心情愉悦。搭配甘温补虚的鸡肉，对于"钟情"于菠萝蜜的人来说无疑多了一种全新的口感。该膳食能缓解秋燥所引起的不适，适合大众在秋季保健食用。

小贴士

　　湿热体质人群、感冒初期者不宜。

秘制养生糯米鸡

鸡中夹莲参，留住精气神。

口味	甘香
分量	5人量
厨艺	蒸
厨具	蒸锅

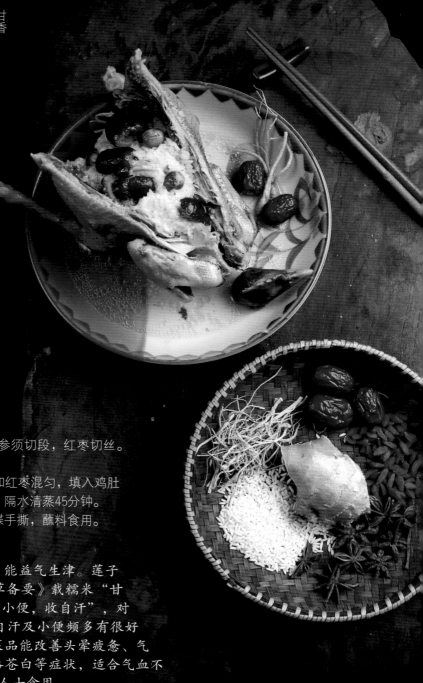

食材

鸡1只（约1500克），糯米100克，鲜莲子100克，人参须20克，红枣6个（去核），生抽适量。

做法

- 糯米温水浸泡30分钟；人参须切段，红枣切丝。鸡去脏洗净，沥干备用。
- 把糯米、鲜莲子、人参须和红枣混匀，填入鸡肚后，用线缝合，密封鸡肚，隔水清蒸45分钟。
- 取出糯米饭，鸡斩件或上碟手撕，蘸料食用。

专家点评

　　人参须性平、味甘苦，能益气生津。莲子补脾、涩肠与固精。《本草备要》载糯米"甘温，补脾、肺，坚大便，缩小便，收自汗"，对肺脾气虚所引起的便溏、自汗及小便频多有很好的疗效。各物相配，让此菜品能改善头晕疲惫、气短自汗、久泄、面色、口唇苍白等症状，适合气血不足、脾胃虚弱及工作繁重的人士食用。

小贴士

　　糯米性黏滞，湿热体质、感冒初期者不宜食用。

口味　甘

分量　3人量

厨艺　炖

厨具　炖盅

进补怕上火，搭配是关键。

绿豆

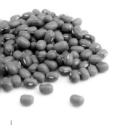

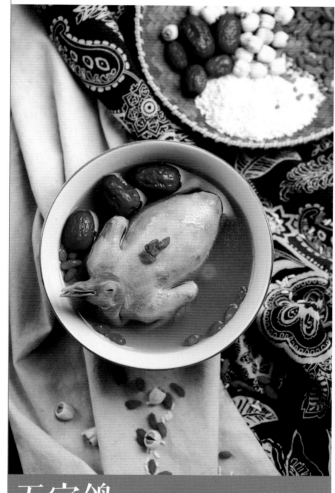

五宝鸽

食材

鸽子1只，绿豆15克，莲子15克，枸杞子10克，红枣5个（去核），糯米30克，食盐适量。

做法

❀ 绿豆提前温水浸泡；鸽子去脏洗净沥干。

❀ 把所有食材填入鸽子肚内，然后放进炖盅，加入适量凉开水，隔水清炖1.5小时，调味即可。

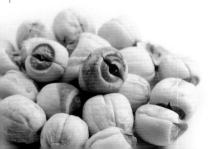

专家点评

《随息居饮食谱》载鸽"甘平，清热解毒，愈疮止渴，息风"。绿豆性凉味甘，能清热解毒。莲子具补脾止泻、益肾固精、养心安神功效。糯米补中益气、健脾养胃、止虚汗。红枣益气养血。枸杞子平补而润之性，能养肝肾之阴。两味凉性的食材与四味温补食材搭配，药膳味道鲜美之余，不寒不燥，能缓解疲倦乏力、食欲差、气短汗多、便溏等症状，适合虚不受补、脾胃虚弱的人群食用。

小贴士

孕妇忌食鸽肉，故不作推荐。

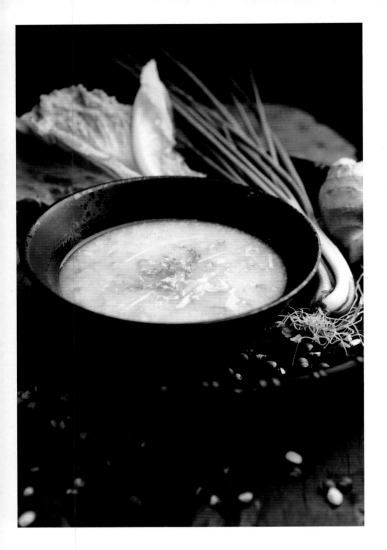

生菜芡实鱼滑粥

推荐 一碗鱼滑粥，浓浓故乡情。

厨具	厨艺	分量	口味
砂锅	煮	2~3人量	鲜甜

芡实

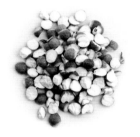

食材

芡实150克，大米150克，生菜100克，鱼滑250克，生姜、葱、食盐适量。

做法

- 大米与芡实浸泡30分钟；鱼滑弄成球状；生菜、生姜切丝，葱切粒。
- 砂锅内放入芡实和大米，加水煮30分钟熬成粥。
- 放入鱼滑，煮5分钟后熄火，加入生菜丝、生姜丝和葱花，调味即可。

专家点评

　　粥，岭南广府地区的一道主食，养胃、易消化。芡实有补脾止泻、益肾固精、祛湿止带的功效。搭配鲜美的鱼肉、爽脆的生菜熬粥，这是广府人都熟悉的味道。一碗热粥，浓浓乡情，能发汗，能健脾止带、止泻，可养胃，有助于减轻肠胃负担，适合病后、术后疲劳状态或感冒初期者食用。

鱼滑

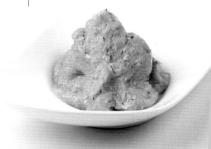

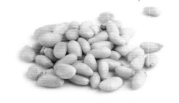

松子仁

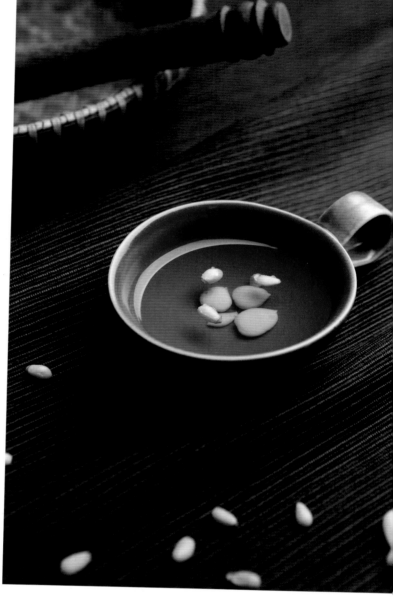

温润养肺茶

推荐 用心做一杯润肺、润肠、润肌肤的好茶。

口味　甘香

分量　2人量

厨艺　煮

厨具　搅拌机、砂锅、纱袋

食材

松子仁15克，南杏仁15克，冰糖适量。

做法

- 把松子仁、南杏仁用搅拌机研磨成粉，放入纱袋封装好。
- 锅内加水煮沸，放入纱袋煮10分钟。去纱袋，加入冰糖熔化即可。

专家点评

《随息居饮食谱》载松子仁"甘平，润燥，补气充饥，养液息风，耐饥温胃，通肠辟浊，下气香身，最益老人"，有"果中仙品"的美誉，是老人家养肺润燥的最佳伴侣。南杏仁即甜杏仁，味甜，有润肺、止咳、滑肠等功效。两者搭配，成就一道温润养肺的茶饮，能改善皮肤干燥与瘙痒、肠燥便秘、咳嗽痰黏、面容憔悴等症状，适合老年人、爱美女士及大众秋冬保健食用。

小贴士

便溏、易腹泻者不宜；血糖升高者去糖。

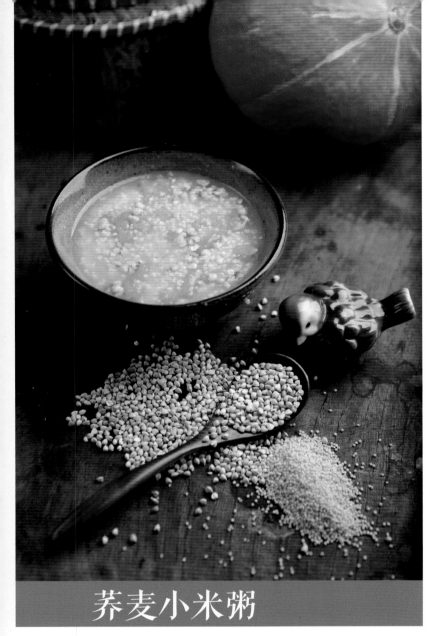

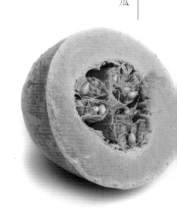

荞麦小米粥

食材

荞麦100克，小米100克，南瓜150克，冰糖或食盐少许。

做法

- 荞麦提前浸泡3小时以上；南瓜去皮、瓤，切小块。
- 锅中加水煮沸，放入荞麦、小米和南瓜，大火煮开后，转小火煮40分钟，调味即可。

专家点评

小米性凉，易消化、能养胃。荞麦甘温，开胃宽畅、消积滞。配南瓜熬粥，成就了一道甜味适中，香滑爽口、养胃清肠的主食，适合素食、"三高"及大众人群食用。

小贴士

脾胃虚寒人群，可放生姜及陈皮同煮，以中和小米的寒性。

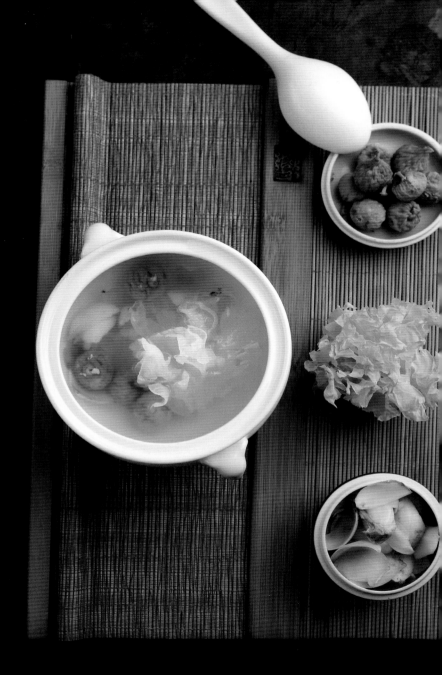

润肺美颜汤

嫩肤先养肺，一款爱美人士不能错过的素食。

口味	清润
分量	3 人量
厨艺	煲
厨具	汤锅

食材

银耳1朵，鲜百合150克，无花果1个，食盐或冰糖适量。

做法

- 银耳泡发，撕成小块。
- 锅内加水煮沸，放入所有食材，大火烧开转小火煲40分钟，调味即可。

专家点评

　　银耳具有强精补肾、补气润肠、美容嫩肤、延年益寿的功效。百合能润肺，可安神。无花果成熟软烂，味甘甜而无核，煮食时可无须加糖调味。整个膳食滋润补虚、养颜润肤，有助于改善皮肤干燥、面无光泽、便秘等症状，适合气阴两虚、素食人士及秋冬保健食用。

渐渐风清叶未凋
秋分残景自萧条

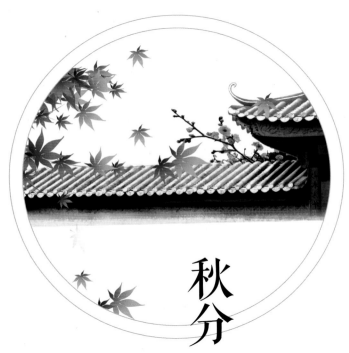

秋分

秋分为秋季的第四个节气。"秋分者，阴阳相半也，故昼夜均而寒暑平。"古人以秋分为"秋之半"，故而得名。秋分当天，太阳直射地球赤道，昼夜几乎相等。随后太阳直射点逐渐南移，北半球开始昼短夜长；地面受太阳辐射减少，气温快速下降。与春分自然之气上升相对，秋分属降，阳气进一步下降收敛。秋高气爽逐渐为秋风冷雨所取代，花团锦簇渐为无边落木。

代表寓意：昼夜平均，逐渐昼短夜长。

节气开端：每年9月23或24日。

气候特点：气温下降，秋雨渐增，昼夜温差大。

节气养生：起居上，应适时添置衣物以保暖御秋凉。情志上不宜大喜大悲。饮食上，可摄取秋日鲜品食材，增津护阴，以酸甘、滋润、养阴之品为主，收敛浮越在外在上之相火。

推荐食材：水菱角、甘蔗、山楂、百合等。

推荐药膳：椰汁奶芋水菱角、补气生津茶、山楂乌梅蒸排骨等。

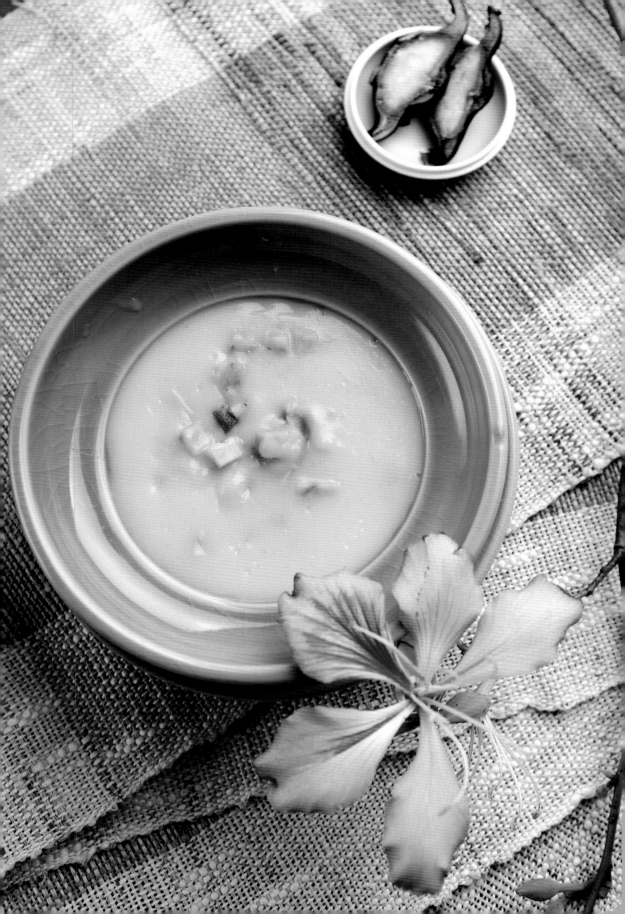

秋分

椰汁奶芋水菱角

推荐 泮塘秋色，浓浓广味，一款老少咸宜的滋润甜品。

口味　香甜浓郁
分量　3人量
厨艺　蒸、煮
厨具　蒸锅、汤锅

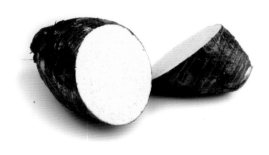

芋头

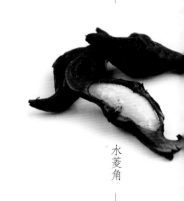

水菱角

食材

椰汁适量，芋头350克，水菱角150克。

做法

- 芋头去皮切小块，与水菱角上锅蒸熟。
- 把蒸熟的水菱角去壳（或直接购买新鲜去壳的蒸熟）。
- 锅内加水煮沸，放入水菱角和芋头，大火煮5~10分钟，调入椰汁即可。

专家点评

古时江南女子秋日的娱乐活动，便是泛舟"采菱"。水菱角，《随息居饮食谱》载："鲜者甘凉；老者风干，肉反转嫩；熟者甘平，充饥代谷，补气厚肠。"蒸制能减低水菱角的寒性，果腹代餐而不伤脾胃。芋头，煮熟甘滑，补虚。搭配香滑的椰汁，成就一碗香甜浓郁的糖水。

小贴士

水菱角和芋头淀粉含量高，脾弱虚弱、血糖高及痰湿人群不作推荐。

补气生津茶

品五味人生，享静谧时光。

口味	酸甘
分量	1人量
厨艺	浸泡
厨具	茶壶

食材

五味子8~10粒，太子参3~5条。

做法

把食材放入茶壶内，加沸水浸泡30分钟即可饮用。

专家点评

　　五味子性温，补肺肾，涩精气，五味具备（皮甘、肉酸、核苦辛，三者俱咸）。其味酸咸为主，敛肺气而滋肾水，能益气生津、敛肺止咳与固肾涩精。太子参味甘，微苦，益气、生津、止渴。二物共用，成就了一盏让人心定神怡的香茗；能缓解疲倦、咽干口燥、心烦失眠等症状，适合工作繁重的职场精英饮用。

番茄鱼丸汤

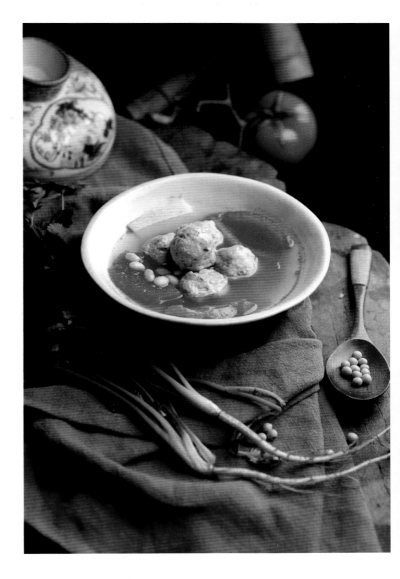

鱼肉鱼骨分开用，鱼骨煎汤肉成丸，酸甜生津加番茄，秋燥一去不复还。

黄豆

口味　鲜香
分量　3人量
厨艺　煎、煮
厨具　汤锅

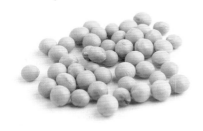

食材

淡水鱼1条（桂花鱼或鲈鱼），番茄3个，黄豆100克，生姜5片，香菜、胡椒粉、花生油、食盐适量。

做法

🍂 将淡水鱼起肉，做成肉丸备用；番茄焯水去皮，切块备用；黄豆提前浸泡。

🍂 热油起锅，放入生姜，煎香鱼骨；加入黄豆与适量开水，熬30分钟后去掉骨渣（可把鱼骨装进沙袋再熬汤，方便去除骨渣）。

🍂 往汤中加入番茄、鱼丸、胡椒粉，煮5~10分钟后，放入香菜，调味即可。

专家点评

　　用鱼骨、黄豆煮高汤，味道鲜爽而不腻，配以生姜和中辟腥，成就一锅鲜香健康的靓汤。加上酸甜生津的番茄，把秋季的干燥一扫而去。本汤膳尤其适合于喜欢清淡、追求鲜香的人士食用，同时也是一家大小的滋润汤品。

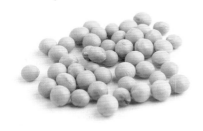

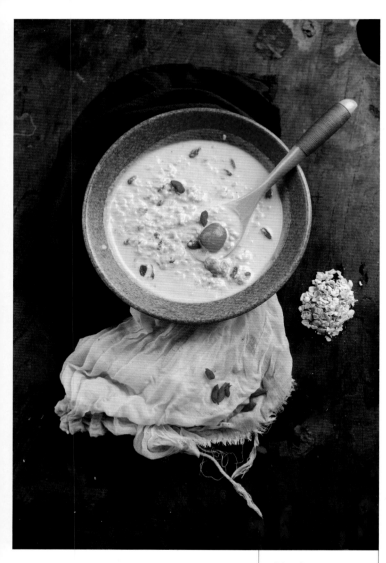

桂圆肉

食材

牛奶300毫升，麦片50克，桂圆肉20克，枸杞子20克，阿胶10克，红糖适量。

做法

- 锅内倒入牛奶，加入桂圆肉、枸杞子浸泡半小时后，大火煮沸。
- 再加入麦片稍煮片刻，待麦片煮好后熄火。
- 加入红糖及阿胶（烊化），搅拌融化即可。

专家点评

牛奶甘平，功效同人乳，无饮食之毒，善治血虚便燥。水牛乳为上品，能滋润补血，是秋季润燥佳品。麦片能充饥滑肠。搭配滋阴养血的阿胶、枸杞子与桂圆肉，成就一碗能养血、养颜、养心的爱心早餐。该膳食能改善面色萎黄、疲倦气短、大便干结、皮肤干燥、月经量少后期等症状，适合女士及大众食用。

小贴士

超重、血糖升高者去糖。牛奶过敏、便溏人群不作推荐。乳糖不耐受人群可用舒化奶替代。

阿胶牛奶麦片

一碗营养早餐。

养血、养颜、养心，为她煮

推荐

口味　香甜
分量　3人量
厨艺　煮
厨具　砂锅

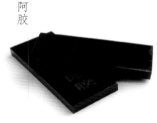

阿胶

人参石斛炖海参

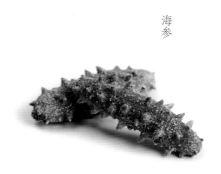

海参

补肾、备孕佳品。

口味　甘香
分量　3人量
厨艺　炖
厨具　炖盅

食材

人参（生晒参为佳）20克，石斛10克，生姜3~5片，干海参2~3条，猪瘦肉150克，食盐适量。

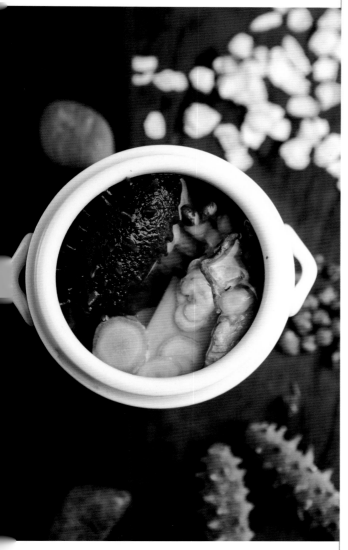

做法

- 泡发干海参：先温水泡软，再入凉水中小火煮20分钟。水温冷却至常温后，捞出海参，顺切口剪开，除去沙嘴，剪断筋，洗净。加入凉水和冰块，放冰箱冷藏，每24小时换水一次，泡发2~3天后，海参即可使用。

- 将泡发好的海参及其他食材放入炖盅内，隔水清炖2小时，调味即可。

专家点评

　　海参咸、温，滋肾补血、健阳润燥、调经养胎、利产，宜同火腿或猪肉同煮食，为滋补珍品，是备孕育者饮食调理的不错选择。搭配大补元气、安神益智的生晒参；益精强阴的石斛；和中辟腥的生姜，炖一盅补肾健体的汤羹。本汤膳有助于改善精神疲惫、皮肤干燥、大便干结、腰酸腰痛等症状，适合"三高"、备孕人群及大众秋冬保健食用。

小贴士

　　海参挑选以肥大肉厚而糯，膏多者为佳。便溏、感冒初起者不作推荐。

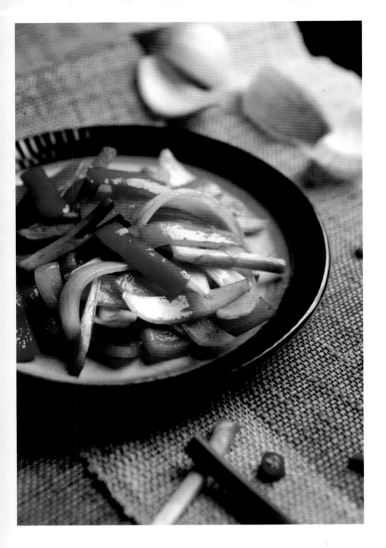

炒猪皮

 听父母忆往昔时光，用猪肤拭岁月痕迹。

厨具	厨艺	分量	口味
炒锅	炒	3人量	香辣

食材

猪皮300克，菜椒半个，洋葱半个，生姜、葱、大蒜、料酒、花生油、食盐适量。

洋葱

做法

- ❧ 洋葱、菜椒切丝，生姜切片，葱切段；猪皮去毛及肥肉，洗净。
- ❧ 锅里加入清水、猪皮，煮开后，转中火再煮15分钟，捞出过冷，切条备用。
- ❧ 热油起锅，爆香生姜、葱、大蒜，放入猪皮和料酒翻炒5分钟，再加入菜椒、洋葱翻炒2分钟，调味即可。

专家点评

猪皮又名猪肤，甘凉，有润肤、泽发、去皱的作用。通过爆炒的方式，让猪皮不会过于寒凉。国医大师禤国维教授，数十年坚持定期食用猪肤，年逾八十，肌肤润泽而无斑。在旧时期，猪肉对于很多家庭而言都是奢侈品，每次咀嚼香辣爽口的猪皮，仿佛总会听到父辈讲述过去的时光。同时该菜品也是爱美人士、大众秋冬抗燥润肤的不错选择。

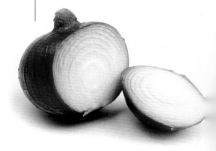

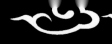

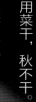

菜干煲猪脲

用菜干，秋不干。

厨具 汤锅
厨艺 煲
分量 3人量
口味 甘香

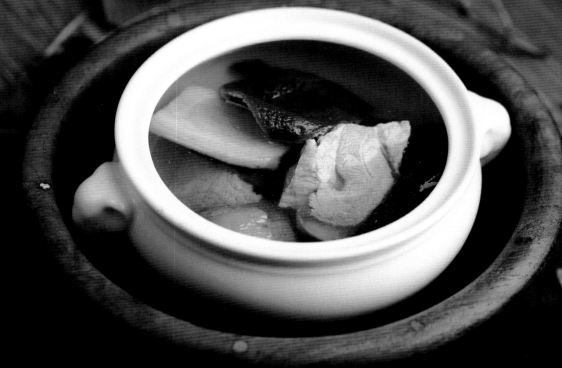

食材

白菜干60克，猪脲350克，生姜3片，陈皮1瓣，蜜枣2个，食盐适量。

做法

◈ 白菜干提前泡发，洗净焯水；猪脲切块焯水。

◈ 锅内加水煮沸，放入所有食材，大火烧开转小火煲1.5小时，调味即可。

专家点评

　　菜干是广府人家秋冬润燥的常见食材，其有清肺热、除烦渴、利肠胃的作用。配以生姜、陈皮和中，制约菜干的寒凉。加以蜜枣调味，成就一锅滋润靓汤。该汤品能缓解咽干咳嗽、皮肤干燥、大便干结、口干多饮等症状，适合长期熬夜、吸烟、阴虚及大众在秋冬保健食用。

小贴士

　　菜干性寒，气虚、阳虚人群应多加生姜与胡椒；虚寒咳嗽者不宜食用。

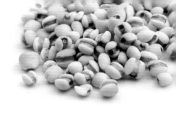

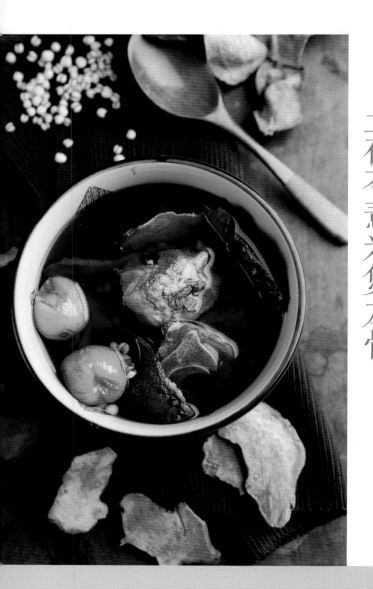

土茯苓薏米煲龙骨

推荐 岭南秋日热如夏，排毒祛湿全靠它。

薏米

口味　甘、微苦　　干土茯苓

分量　3人量

厨艺　煲

厨具　汤锅

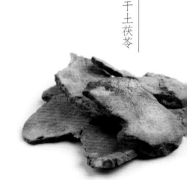

食材

干土茯苓60克（鲜品200克），炒薏米50克，陈皮1瓣，蜜枣2个，猪脊骨350克，食盐适量。

做法

- 食材洗净，猪脊骨斩件焯水。
- 锅内加水煮沸，放入所有食材，大火烧开转小火煲1小时，调味即可。

专家点评

　　岭南秋季不同于中原，往往至秋分，如夏季暑热般的气温依然让人身着短袖衣服。土茯苓性平、味甘淡，能清热除湿、泄浊解毒。炒薏米寒性减少，能健脾祛湿、利水消肿。搭配顺气化痰的陈皮、和中的蜜枣，能改善面多油脂、口气重、大便臭黏、小便黄，易长疮疗或湿疹等症状，适合大众应对岭南秋日暑气、湿气仍盛之时食用。

小贴士

　　湿热、痰湿体质人群可常吃；气虚、阳虚体质的人群不作推荐。

推荐

暖手足、暖身心，为她温暖一整天。

口味　酸甜
分量　1人量
厨艺　浸泡
厨具　保温壶

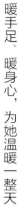

生姜

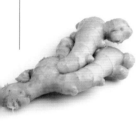

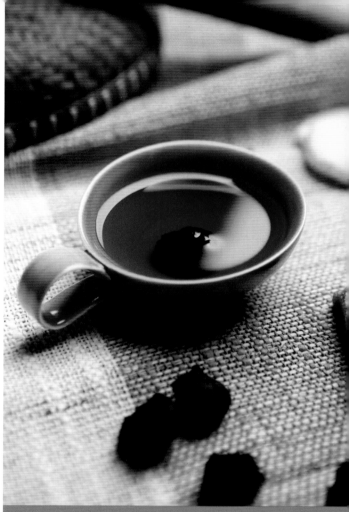

乌梅姜茶红糖饮

食材
乌梅1个，生姜2~3片，红糖适量。

做法
❀ 乌梅去核，肉切碎；生姜去皮、切丝。
❀ 连同红糖一起放入保温壶中，加开水浸泡20分钟即可。

专家点评
　　乌梅为青梅熏制而成，能生津止渴，使浮越在上的虚火归位。搭配辛辣的生姜及甘温的红糖，成就一壶能温暖全身的茶饮。其能缓解手足不温、腹部隐痛不适、便溏、不耐劳作等症状，适合长期处于空调等寒冷环境下工作者饮用，也可作为脾胃虚弱人群的保健饮品。

小贴士
　　超重、血糖升高者去糖。易上火人士可用冰糖替换红糖。

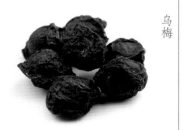

乌梅

沙参玉竹乌鸡汤

给身体来个全面透彻的补水。

厨具　汤锅
厨艺　煲
分量　5人量
口味　甘甜

食材

乌鸡半只（约750克），沙参15克，玉竹15克，红枣3个（去核），食盐适量。

做法

❧ 乌鸡斩件，洗净焯水。

❧ 锅中加水煮沸，放入所有食材，大火烧开转小火煲1小时，调味即可。

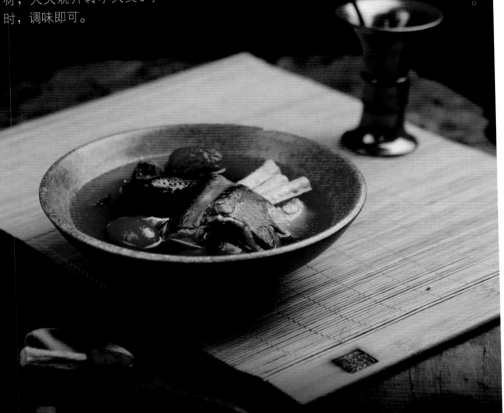

专家点评

　　沙参、玉竹是滋阴润燥的常用搭档，两者相辅相成，合用功效倍增。乌鸡能补虚劳，益肝肾，进补常用。搭配补血和中的红枣，能缓解皮肤干燥，咽干口燥，干咳少痰，月经量少、后期等症状，适合长期吸烟、熬夜者；阴虚及大众人群秋冬抗燥也可食用。

小贴士

　　风寒咳嗽者不宜食用。气虚、阳虚体质者不作推荐。

68

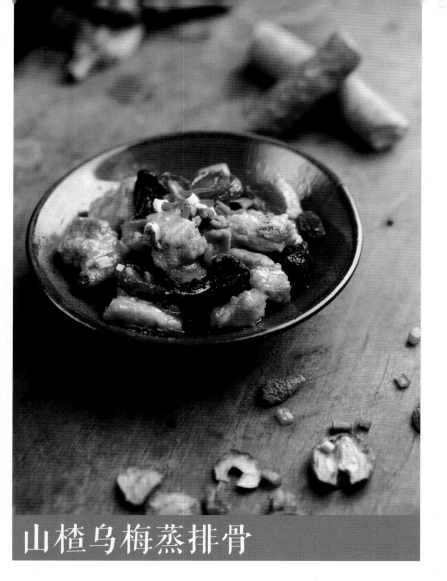

山楂乌梅蒸排骨

食材

排骨350克，鲜淮山150克，乌梅酱、山楂酱、红糖、食盐、生抽、葱花适量。

做法

- 排骨用食盐、生抽腌制30分钟。
- 把乌梅酱、山楂酱、红糖混合均匀备用。
- 将鲜淮山切片，置于碟上，铺上排骨，再覆盖酱料、葱花，隔水蒸10~15分钟即可。

专家点评

　　春生夏长，秋收冬藏，顺应自然，则可常保健康。秋季进食山楂酱和乌梅酱不仅消食开胃，还能有助人体阳气的潜降，利于冬日收藏，以保来年健康。酸甜的酱料搭配排骨，能补虚健脾，开胃助消化，特别适合食欲不佳、形体瘦弱、体重难增的儿童；具有相似症状的成人也可食用。

小贴士

　　山楂有活血的作用，早孕女士不作推荐。

柚子皮炆大鱼头

回甘悠长，理气消食，保驾护航。

回甘悠长，理气消食，保驾护航。

厨具	厨艺	分量	口味
砂锅	焖	3人量	鲜甜微苦

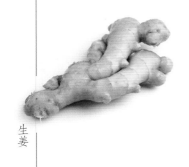

生姜

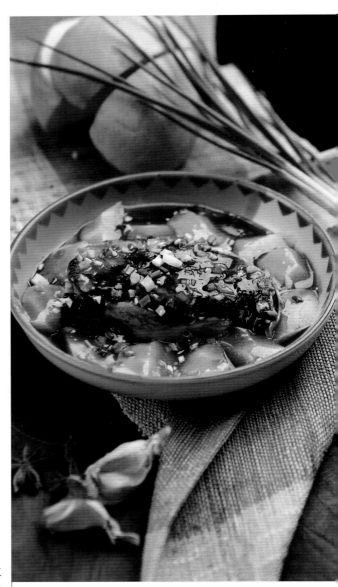

食材

柚子皮1个，大鱼头1个，生姜、大蒜、葱花、白酒、生抽、食盐、花生油适量。

做法

✿ 柚子皮去黄留白，切块。加开水浸泡，冷却至常温后，挤干水分，用冷水洗3遍（每次都要挤干水分），最后泡在凉水中过夜备用。

✿ 大鱼头洗净切半，入锅用花生油、生姜、大蒜香煎。

✿ 放入柚子皮，加清水没过食材，加少许生抽、食盐、白酒焖40分钟，撒上葱花，即可上碟。

专家点评

　　柚子是秋冬时节的岭南佳果。柚子皮辛苦而甘，陈久者佳，能理气消食、润肠通便与化痰。搭配以形补形的鱼头，辟腥和中的姜蒜，行气活血的白酒，成就一道回甘悠长的美味菜肴。其能缓解头部困重、咳嗽痰多、腹部胀满、大便秘结等症状，适合"三高"、心脑血管高危人群及痰湿、湿热人士和大众人群在秋冬保健食用。

大蒜

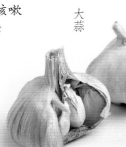

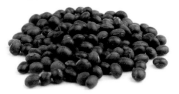

黑豆

厨具	厨艺	分量	口味
搅拌机、汤锅	煮	3人量	甘微涩

何首乌

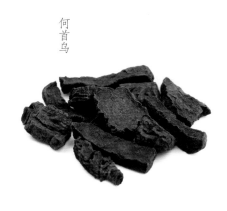

 五脏不润何以去燥,秀发乌黑方能驻颜。

美发羹

食材

何首乌30克,黑豆50克,黑芝麻50克,核桃肉100克,红糖适量。

做法

- 把黑豆、黑芝麻及核桃肉用搅拌机打成粉状备用。
- 锅内加水煮沸,放入何首乌煮30分钟后捞起。
- 把上述的食材粉末加到何首乌水中煮15分钟,至羹糊状,加红糖融化即可食用。

专家点评

"秋之燥,宜食芝麻以润燥",这是国人的传统。黑芝麻能补肝肾、润五脏、滑肠。黑豆有补肾活血的功效,能黑发与抗衰老。搭配补益精血、玉颜黑发的何首乌及补肾的核桃,熬一碗能留住青春的养生汤羹。其能缓解精神疲惫、健忘失眠、头晕耳鸣、白发脱发,皮肤干燥、大便秘结等症状,适合长期熬夜、工作繁重的行业精英、爱美女士、老年人及大众秋冬保健也可食用。

小贴士

超重、血糖升高者去糖。

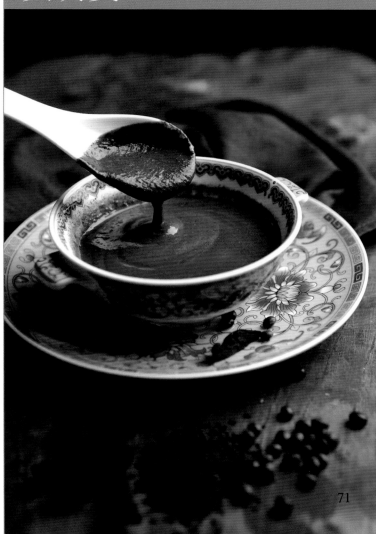

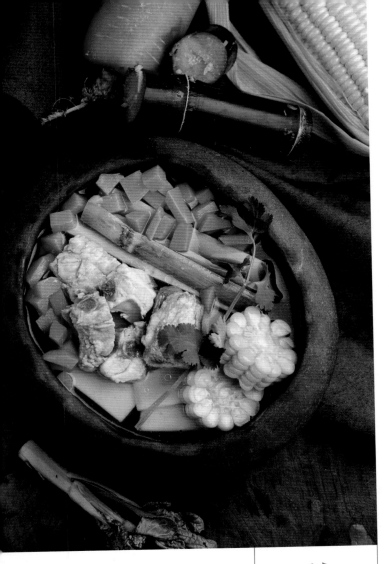

生姜

食材

甘蔗150克，玉米2个，胡萝卜1个，排骨250克，生姜、食盐、香菜适量。

做法

❧ 排骨斩件，洗净焯水。甘蔗切条，玉米、胡萝卜切块。

❧ 锅内加水煮沸，放入所有食材，大火烧开转小火煲约50分钟，调味即可。

专家点评

《随息居饮食谱》载甘蔗"甘凉。清热，和胃润肠，化痰充液。止热嗽、虚呕。利咽喉，强筋骨，息风养血，大补脾阴"，取汁服用则有"天生复脉汤"的美誉，能为人体补足水分。搭配甘甜的玉米，颜色鲜红的胡萝卜，成就一锅色彩丰富、口感清甜、滋阴祛火的靓汤。其能缓解皮肤干燥、咽干咳嗽、口干多饮、食欲不佳、大便干结等症状，适合阴虚、长期熬夜、吸烟人士与大众秋冬抗燥时食用。

小贴士

甘蔗以皮青、围大、节少、形如竹竿者为佳，故又名竹蔗。皮紫者性温，功效略差。

甘蔗润燥汤

推荐

「清爽鲜甜」，为家人补足水分。

口味　清甜
分量　3人量
厨艺　煲
厨具　汤煲

甘蔗

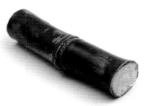

小麦陈皮鱼饼

古方甘麦大枣汤，
化作日常膳食方。
宁心安神去肝火，
烦躁悲伤一扫光。

厨具	厨艺	分量	口味
煎锅	煎	3人量	甘香

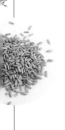

食材

陈皮1瓣，小麦100g，鱼滑150g，腊肉少许，葱花、食盐、胡椒粉、花生油适量。

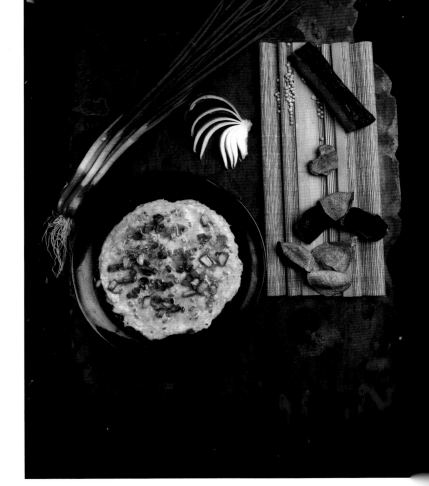

做法

- 小麦浸泡30分钟后，再隔水蒸30分钟备用。
- 陈皮、腊肉切粒，连同小麦加到鱼滑中混匀，加少许食盐、胡椒粉，做成饼状。
- 热油起锅，把鱼饼煎熟，撒上葱花即可。

专家点评

　　本膳食来源于古方甘麦大枣汤，可治女性情绪不佳。小麦能养肝气、补虚乏、厚肠胃，可用于改善心烦失眠等状态。搭配顺气健脾的陈皮，温中和胃的胡椒，清爽的鱼滑，富有口感的腊味，煎一份用料丰富、心意满满的鱼饼。其能缓解情绪不畅、心烦失眠、食欲欠佳等症状，适合烦躁悲伤等情绪不佳的女性食用。当然，也是一款老少咸宜的美食。

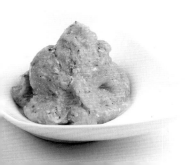

数派清泉黄菊盛
一林寒露紫梨繁

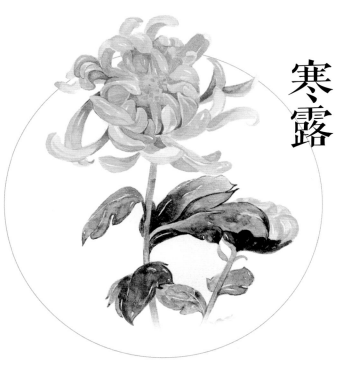

寒露

寒露为秋季的第五个节气。"九月节，露气寒冷，将凝结也。"秋分前为白露，后为寒露。此时气温更低，露的特征有所变化，故有寒露之名。该时节，南岭以北深感秋意渐浓之凉意，而东北、西北等地，则略感寒意。

代表寓意：由凉转冷。

节气开端：每年10月8或9日。

气候特点：气温下降，南方雨渐趋频繁。

节气养生：寒露时节，正值深秋，凉、燥与自然肃杀之气常让人倍感不适。适逢重阳佳节，可登高远眺，赏秋菊，饮花酒，愉悦心灵。起居上，"寒露脚不露"，保暖腿足，预防感冒和旧疾复发。饮食上以润燥、补益之品为主，缓解凉、燥之不适。

推荐食材：菊花、马蹄、板栗、腊味、白萝卜等。

推荐药膳：菊花马蹄羹、腊味蒸鸡、板栗玉竹沙参排骨汤等。

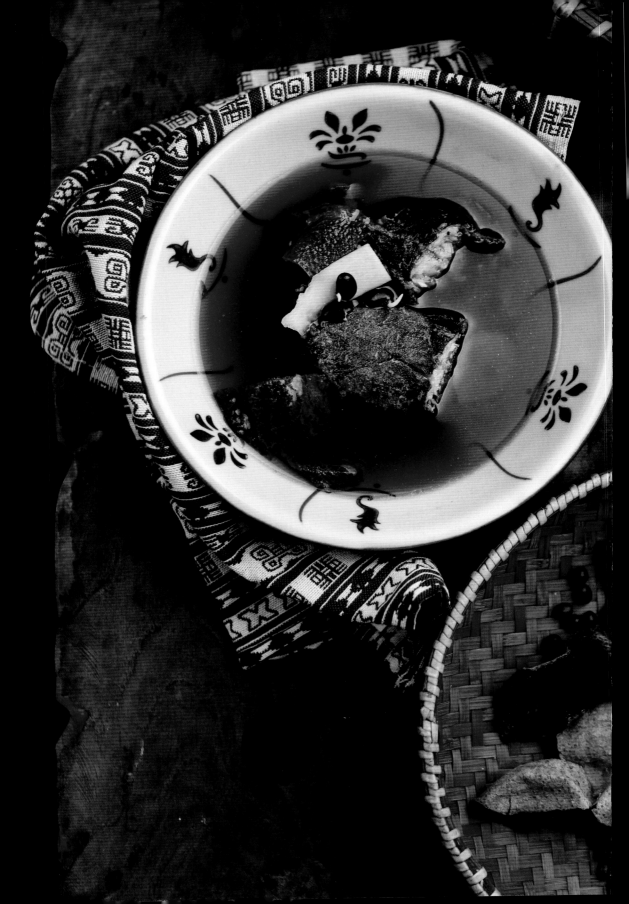

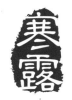

黑豆陈皮煲塘鲺

一锅养颜美发的靓汤。

口味　浓郁
分量　3人量
厨艺　煲
厨具　煎锅、汤锅

黑豆

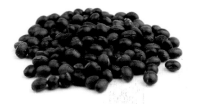

陈皮

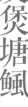

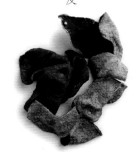

食材

黑豆50克，陈皮1瓣，塘鲺1条，生姜5片，食盐、花生油适量。

做法

❀ 塘鲺去脏洗净。

❀ 热油起锅，放入生姜、塘鲺，把鱼两面煎香后，再加入开水煮10分钟。

❀ 连鱼带汤放到汤锅中，加入黑豆及陈皮，大火烧开转小火煲40~50分钟，调味即可。

专家点评

　　黑豆有补肾活血的功效，能黑发与抗衰老，是养生佳品。塘鲺，学名胡子鲶，其肉细嫩味美，富含营养，为南方常见的食用鱼。搭配健脾顺气的陈皮、和中辟腥的生姜，煲一锅营养美味的鱼汤。其有助于美颜、乌发及抗疲劳，尤其适合白发早生的白领及家务繁重的女性食用。

小贴士

　　湿热体质人群不作推荐。

大麦人参茶

 "先苦后甜，生津止渴"，
一盏缓解倦怠的香茗。

厨具	分量	口味
茶壶	浸泡	苦涩回甘
	1人量	

厨艺 浸泡

大麦

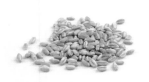

生晒参

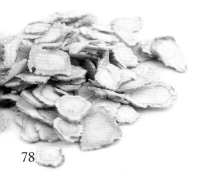

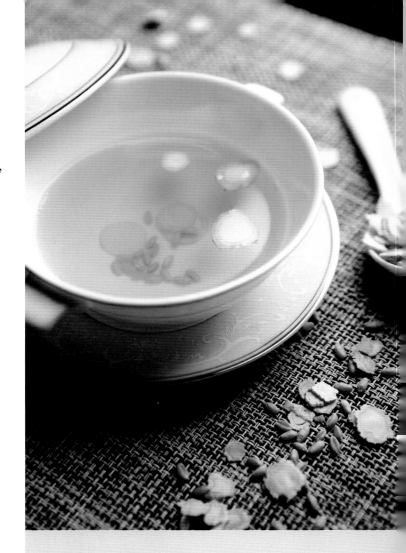

食材
大麦10克，生晒参15克。

做法
～ 大麦洗净，生晒参洗净切片备用。
～ 把食材放入茶壶内，加开水浸泡15分钟即可饮用。

专家点评
　　大麦味咸、微寒，无毒，能生津止渴而除烦热。生晒参味甘苦，能补气生津、抗疲劳。两者相配，成就一杯缓解疲劳、生津润喉的茶饮。叹一盏，苦后回甘，忘却白日的倦怠，尽享家庭的温馨。

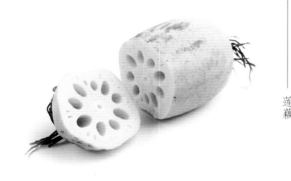

莲藕

口味　甘香
分量　3人量
厨艺　煮
厨具　煮锅

食材

莲藕2节，糯米50克，绿豆100克，食盐、酱油适量。

酿莲藕

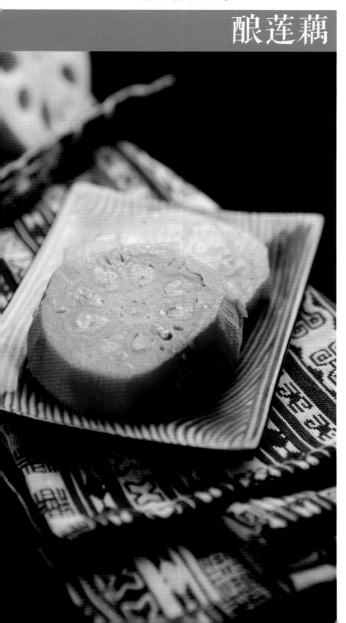

做法

- 糯米、绿豆浸泡2小时，绿豆去衣。
- 莲藕分节、洗净，在节端横切开口。将糯米、绿豆和食盐混合均匀后，填入莲藕的孔眼内，并用筷子压实填料，再用牙签固定封闭藕节开口。
- 锅中加水煮沸，放入莲藕，大火烧开后转小火煮1小时，至糯米、绿豆熟透即可。
- 莲藕切片蘸酱食用。

专家点评

《随息居饮食谱》载藕"熟食补虚，养心生血。开胃舒郁，止泻充饥"，有"果中灵品"之美誉。糯米补脾、肺，实大便，缩小便，收自汗。搭配清热的绿豆，煮一道温凉调和、口感丰富的美味，适合脾胃虚弱人士及大众秋日尝鲜食用。

小贴士

莲藕以孔大为佳。阳虚者，加陈皮、生姜入汤同煮。

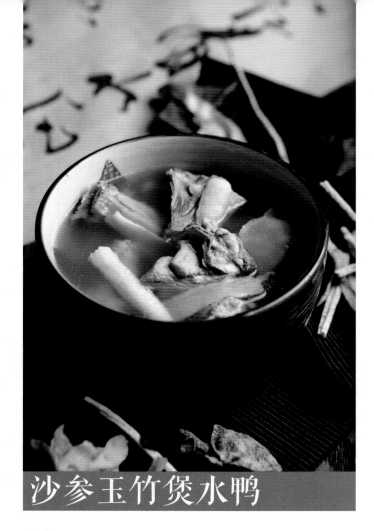

一锅清补凉，滋润阖家老幼。

口味　清甜
分量　5人量
厨艺　煲
厨具　汤锅

陈皮

沙参玉竹煲水鸭

食材

玉竹20克，沙参20克，陈皮1瓣，生姜3片，水鸭半只（约350克），花生油、食盐适量。

做法

- 水鸭斩件洗净，焯水备用。
- 热油起锅，放入生姜、水鸭爆炒半分钟。
- 汤锅内加水煮沸，放入所有食材，大火烧开转小火煲1.5小时，调味即可食用。

专家点评

　　水鸭经生姜爆炒后，寒性大减。沙参补肝肺之阴而去虚火。玉竹味甘、性平，滋阴润肺、养胃生津。搭配健脾顺气的陈皮，辟腥和中的生姜，成就一锅清甜滋润的靓汤。其能改善皮肤干燥、咽干咳嗽、大便秘结等症状，适合长期熬夜、吸烟者，虚不受补及大众人群在秋冬保健时食用。

小贴士

　　阳虚人群不作推荐。

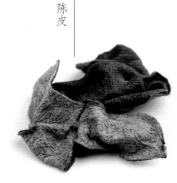

沙参

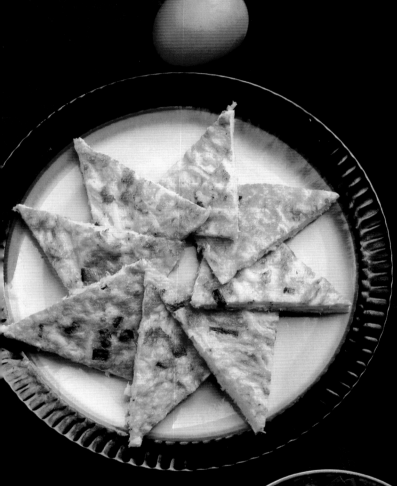

白饭鱼煎蛋

一碟简单省时、营养丰富、老少咸宜的鸡蛋料理。

口味　香滑
分量　5人量
厨艺　煎
厨具　煎锅

食材

白饭鱼100克，鸡蛋2个，生姜、葱、食盐、花生油适量。

做法

❧ 白饭鱼洗净，生姜、葱切碎备用。

❧ 鸡蛋打匀成蛋液，加入生姜、葱和白饭鱼，少许食盐调味，搅拌均匀。

❧ 热油起锅，倒入拌匀的蛋液，中火煎香，翻面煎至鱼熟即可。

专家点评

白饭鱼粤港地区常称银鱼，《随息居饮食谱》载其"甘平，养胃阴，和经脉"。其口感细滑而无骨，非常适合老人和小孩食用。搭配蛋液煎香，做一道省时省力，却营养丰富的菜肴也不是难事。

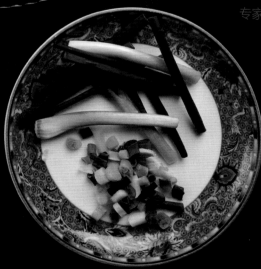

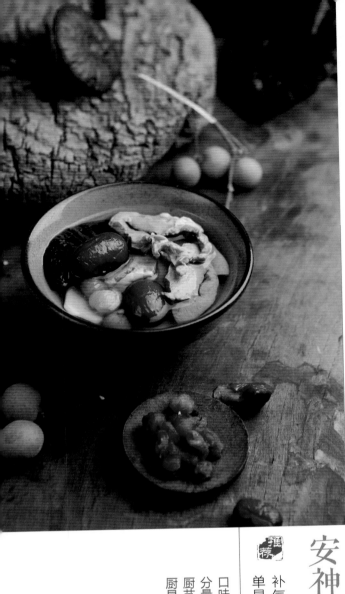

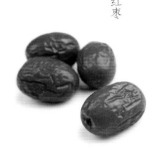

红枣

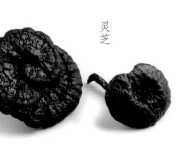

灵芝

安神汤

补气血、养心安神，一盅简单易做的药膳。

口味　甘香

分量　3人量

厨艺　炖

厨具　炖盅

食材

猪心1个，灵芝15克，红枣5个，桂圆肉30克，生姜3片，食盐、生抽适量。

做法

❀ 猪心剖开洗净，切块焯水。

❀ 把所有食材放入炖盅内，加入温开水，隔水清炖1.5小时，调味即可（猪心可原味或蘸酱食用）。

专家点评

　　桂圆肉又名龙眼肉，养心补血，能调理因思虑过度、耗伤气血所致的心慌心悸、失眠健忘等不适。灵芝补气安神。搭配以形补形的猪心，补血和中的红枣，辟腥的姜片，炖一盅补气血、养心安神的药膳。其能改善心慌心悸、失眠多梦、情绪易怒、夜间盗汗等症状，适合紧张、用脑过度的白领，老年人及大众人士秋季保健也可食用。

小贴士

　　高血脂、高尿酸者不作推荐。痛风急性期患者不宜食用。

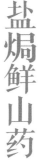

盐焗鲜山药

平补理虚，不燥不腻，一碟滋补的药膳。

口味　咸香
分量　3人量
厨艺　盐焗
厨具　炒锅、锡纸

鲜淮山

食材
鲜淮山300克，肉桂粉、食盐、粗盐适量。

做法
❧ 鲜淮山洗净，切段沥干，撒上少许肉桂粉与食盐，再用锡纸包好。
❧ 放入粗盐掩埋，大火焗制20分钟，熄火，再焗20分钟即可。

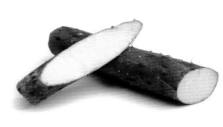

专家点评
　　淮山又名山药，补脾肺、涩精气、治虚劳，补而不腻，香而不燥。搭配有"理虚之要药"美誉的肉桂粉，以盐焗的烹调方式，能进一步提升菜品的补益功效。其有助于抗疲劳、促食欲、缓腹痛、止腹泻，适合脾胃虚弱、气虚、阳虚人群及大众保健食用。

小贴士
　　山药"性涩，固肠胃"，大便燥结、有实邪者不宜。

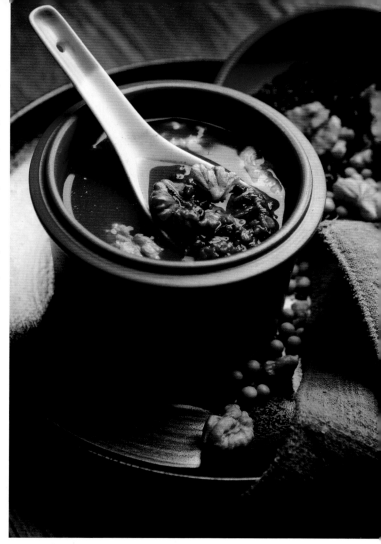

黑米燕麦核桃露

父母养生，自己养颜，孩子养身，一款阖家欢喜的早餐。

口味　香甜
分量　3人量
厨艺　煮
厨具　搅拌机、汤锅

核桃

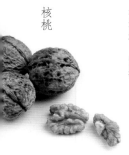

燕麦

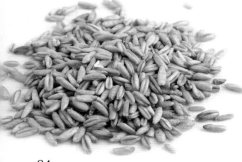

食材

黑米50克，燕麦30克，核桃肉50克，黄豆50克，砂糖适量。

做法

- 黑米、黄豆温水浸泡30分钟。
- 把黑米、黄豆、核桃肉放入搅拌机中，加适量温开水，打碎搅拌成浆液。
- 锅中加水煮沸，入燕麦和上述浆液，煮熟后加砂糖调味。

专家点评

　　黑米有"黑珍珠"的美誉，宜煮粥食，能养人。燕麦充饥滑肠。核桃肉润而补肾。黄豆能补中。四物均是高纤维、高维生素B族的食品，有助于调节血脂、血糖，利于肠道蠕动及体重控制，对改善头发早白、面色萎黄、腰酸腰痛、皮肤干燥有一定的效果。本膳食适合行业精英、爱美、超重、"三高"人士及老年人食用，同时也是一款适宜大众的主食。

小贴士

　　超重、血糖升高者去糖。便溏者不宜。

手撕茄子

口味　清香
分量　3人量
厨艺　蒸
厨具　蒸锅、炒锅

一碟有益于「三高」、心脑血管病高危人群的膳食。

葱

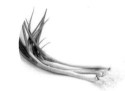

食材

茄子2~3个，葱花、大蒜、辣椒、生抽、食盐、花生油适量。

做法

❀ 茄子洗净切条，隔水蒸熟备用。

❀ 热油起锅，爆香大蒜、辣椒，入茄子，加适量生抽、食盐翻炒，撒上葱花即可上碟。

专家点评

《随息居饮食谱》载茄子"甘凉，活血止痛，消肿宽肠"，为少有的紫色蔬菜之一，所含丰富的类黄酮、皂苷有一定抗氧化与改善循环的作用。本菜品做法简单省时，健康有益，适合"三高"、心脑血管病的高危人群，大众也可食用。

小贴士

茄子以细长深紫，嫩而籽少者为佳。类黄酮多存在于茄子皮肉接触处，且易溶于水，洗净不削皮，即炒即食为佳。便溏者不作推荐。喜辣者可加少许辣椒。

菊花马蹄羹

菊花开，马蹄熟，
一碗甜品润秋冬。

厨具　分量　口味

砂锅　煮　3人量　甘香
厨艺

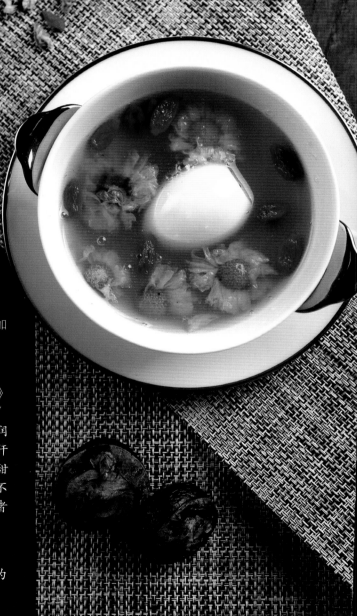

食材

马蹄250克，枸
杞子15克，菊
花3~5朵，
鸡蛋1只，马蹄
粉、冰糖适量。

做法

- 马蹄去皮切粒；菊花温水
  泡发；鸡蛋煮熟去壳备用。
- 锅内加水煮沸，入马蹄粒、枸杞
  子、菊花煮10分钟。
- 另将马蹄粉兑适量冷水，调成糊状后慢
  慢加入锅中，充分搅拌。煮2分钟后，加
  入鸡蛋、适量冰糖调味即可。

专家点评

　　马蹄即荸荠，《随息居饮食谱》
载："甘寒，清热消食，煮熟性平。"
其味甜多汁，清脆可口，能消食、润
燥、通便。搭配清肝明目的菊花，养肝
肾之阴的枸杞子，煮一碗养阴润燥的甜
品。该膳食能缓解口眼干燥、咽干不
适、大便干结等症状，适合阴血虚损者
及大众在秋冬保健食用。

小贴士

　　马蹄以大而皮赤、味甜无渣者为
佳。便溏及阳虚体质不作推荐。

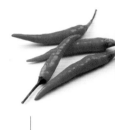

指天椒

口味　酸辣
分量　3人量
厨艺　煮
厨具　汤锅

「清新酸爽」，一款秋日暖身菜。

柠檬

食材
柠檬1个，肥牛300克，指天椒、砂糖、米醋适量。

青柠酸汤涮肥牛

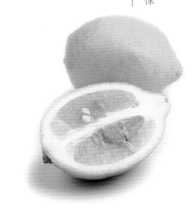

做法
- 食材洗净，柠檬切片。
- 锅内加水煮沸，放入柠檬片及指天椒煮10分钟。
- 加入砂糖、米醋调至味道适合，最后将肥牛在酸汤涮熟即可。

专家点评
　　"寒露草枯雁南飞"，古人把露作为天气转凉变冷的表现，而此时的北方已能见霜，大雁展翅南飞而过冬，人们可开始为暖身做准备。柠檬口感清新，不仅能健胃、解腻、消食，更能使牛肉松软而不韧。一锅热腾腾、香喷喷的酸汤肥牛，既开胃又暖身。

小贴士
　　血糖升高者不宜喝酸汤。消化道溃疡者不作推荐。

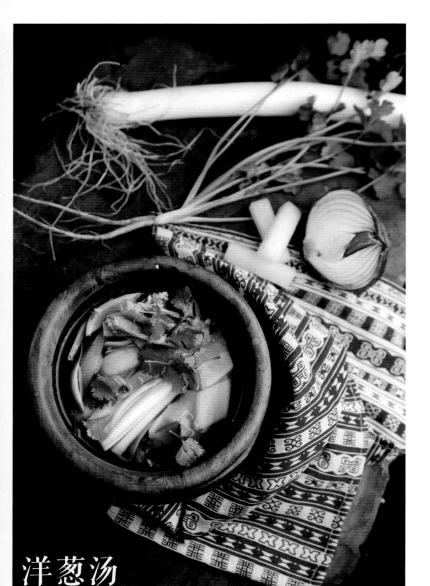

洋葱汤

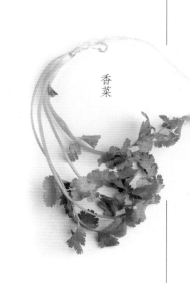

香菜

食材

鸡骨架1个，洋葱1个，大葱1根，白萝卜半个，香菜、食盐、胡椒粉适量。

做法

☙ 白萝卜切块；大葱切断去根须，留葱白部分，同洋葱切丝。鸡骨架洗净焯水备用。

☙ 锅内加水煮沸，放入鸡骨架和白萝卜煲40分钟。

☙ 捞起鸡骨架，加入洋葱、葱白，再煲5分钟，撒上香菜，调味即可。

专家点评

　　"一场秋雨，一场寒"，对于免疫力稍逊的儿童及老年人，稍有不慎就会着凉，诱发疾病。洋葱味辛、甘，性温，有较强的呼吸道抑菌能力。白萝卜煮熟后能御风寒、下气和中。两者搭配疏风解表、利肺通肠的大葱，成就一锅辛辣香浓的靓汤。趁热服下，能发汗、通便，有助于改善鼻塞流涕、咽喉不适、疲倦乏力、不欲饮食、大便不通等症状，尤其适合风寒或胃肠型感冒初起的人士食用。

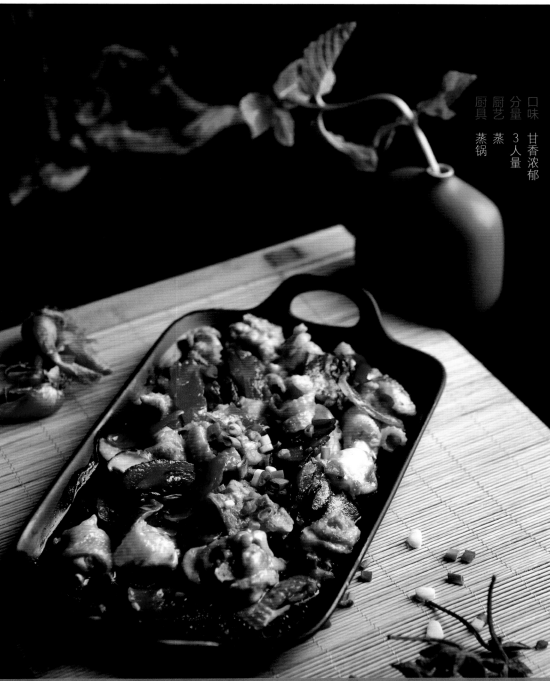

腊味蒸鸡

推荐

「秋风起，吃腊味」，一碟浓浓的广味菜品。

材
肠1条，腊肉适量，鸡半只（约750克），香菇数
，陈皮1瓣，生姜3片，食盐、葱花适量。

去
腊肠、腊肉切片；鸡斩件；陈皮泡发切丝；香
菇泡发切片备用。
用食盐把鸡腌制10分钟，加入香菇、生姜、陈
皮及腊味，隔水清蒸15分钟，起锅时撒上葱花
即可。

专家点评

　　"秋风起，吃腊味"，是广府人
的口头禅。食在广东，腊味的"卤味"
"香味""风味"常能刺激我们的味
蕾。搭配甘温补虚的鸡肉、香味浓郁的
香菇、健脾顺气的陈皮，蒸制一道引人
垂涎的佳肴，适合大众人群食用。

小贴士

　　"三高"人士不作推荐。

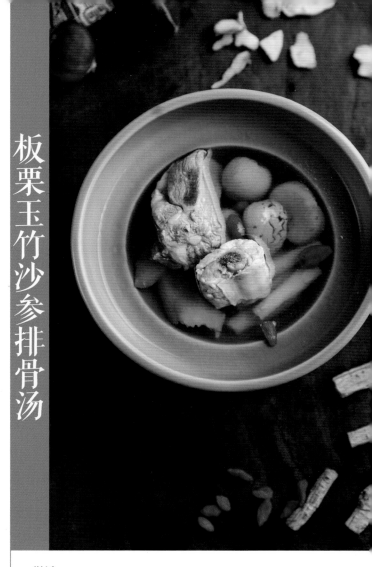

板栗玉竹沙参排骨汤

秋收黄金栗，健脾又益气，沙参玉竹配，滋润沁心肺。

口味　甘香
分量　3人量
厨艺　煲
厨具　汤锅

沙参

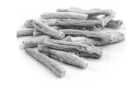

板栗

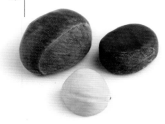

食材

板栗100克，玉竹15克，沙参15克，排骨350克，食盐、枸杞子适量。

做法

- 排骨斩件，洗净焯水。
- 锅内加水煮沸，放入所有食材，大火烧开转小火煲1.5小时，调味即可。

专家点评

板栗是上等果品，具有养胃健脾、补肾壮腰的功效。搭配补肝肺而去虚火的沙参，补中益气、润心肺的玉竹，煲一锅滋润身体的靓汤。其能缓解咽干咳嗽、口鼻干燥、皮肤瘙痒、大便干结、腰酸腰痛等症状，适合长期熬夜、吸烟者及大众人群秋季保健食用。

小贴士

风寒咳嗽，咽喉不适者不宜。

陈皮

给肠胃做个保养，
一碗「刮油」靓汤。

厨具　汤锅

厨艺　煲

分量　3人量

口味　甘咸微辣

白萝卜

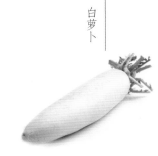

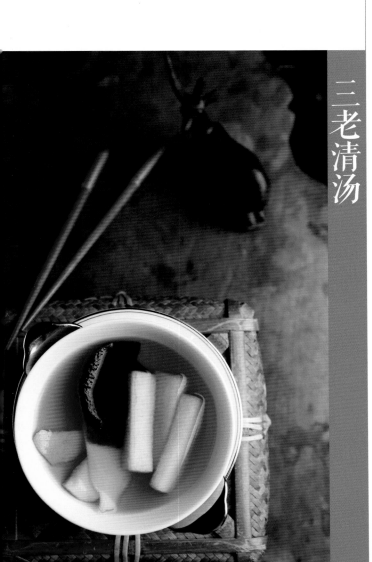

三老清汤

食材

陈皮1瓣，白萝卜1个，白萝卜干20克，生姜5片，食盐、胡椒粉适量。

做法

- 白萝卜洗净，切块爆炒备用。
- 锅内加水煮沸，放入所有食材，大火烧开转小火煲40分钟，调味即可。

专家点评

　　《本草备要》载陈皮"健脾顺气，调中快膈，导滞消痰"，以岭南新会产者为正宗，有"一两陈皮，一两金；十年陈皮，赛人参"的美誉。搭配消食下气的白萝卜，煲一锅能"清肠刮油"的靓汤。该汤品能改善咽喉不适、腹胀腹痛、大便不爽、形体困重等症状。尤其适合饮食无节、"三高"、脂肪肝及超重人士食用。

小贴士

　　白萝卜破气，不推荐频食，并且能抵消人参功效，服用人参期间，不作推荐。

大火流兮草虫鸣
繁霜降兮草木零

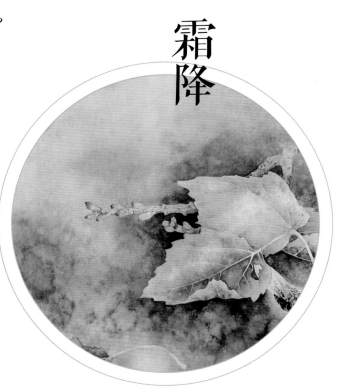

霜降

霜降为秋季的最后一个节气。"霜，露所凝也。"随气温逐降，水汽结晶，凝而成霜，降至于地，故有霜降之名。深秋时节，虽然一派荒草枯木、寒风凛冽的萧索之象，但"停车坐爱枫林晚，霜叶红于二月花""千树扫作一番黄，只有芙蓉独自芳"，仍能感受到秋季独特的生机。

代表寓意： 寒冬将至。

节气开端： 每年10月23或24日。

气候特点： 气温寒冷，天气干燥。

节气养生： 深秋萧索的景象常会使人情绪低落，但赏红叶霜天、秋菊傲骨、丹桂飘香、芙蓉独开之景，可解深秋之眉锁。起居上需防寒保暖，早卧早起，保证睡眠，预防旧病复发。饮食上以轻补滋润为主，佐以消食下气之品，则能补而不滞。

推荐食材： 桂花、菠菜、芦荟、西洋菜、芝麻等。

推荐药膳： 桂花酸梅汤、秋菠荡（蛋）漾、芦荟炖鸡、西洋菜滚鱼滑等。

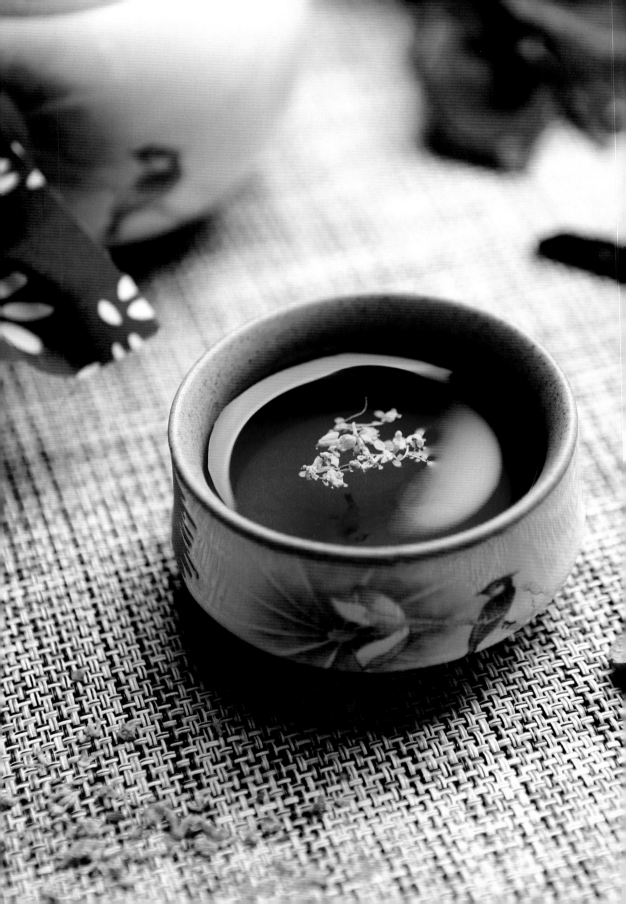

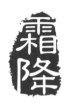

桂花酸梅汤

桂花飘香品秋凉，温补伴侣解烦忧。

口味　酸甜
分量　3人量
厨艺　煲
厨具　汤锅、纱袋

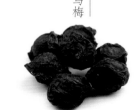

乌梅

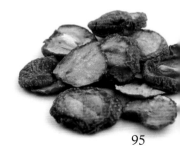

山楂

食材

乌梅3~5个，山楂15克，熟地黄15克，陈皮半瓣，桂花、冰糖适量。

做法

- 乌梅、山楂、熟地黄、陈皮洗净，用纱袋装好。
- 锅内加水煮沸，放入装有药材的纱袋，小火煲40分钟。
- 加入冰糖煮至融化，去掉纱袋，撒上桂花即可。

专家点评

　　乌梅为青梅熏制而成，生津止渴，能使浮越在上的虚火归位。搭配健胃消食、化肉食积的山楂，引火下行的熟地黄，健脾顺气的陈皮，清香怡人的桂花，煮一锅口感酸甜，健脾胃、消食滞的茶饮。深秋时节，丹桂飘香，我们在品秋之余，为冬日进补做准备的同时，却又为上火烦忧。此茶饮能降虚火，对咽喉异物感、久咳少痰、食欲欠佳等症状有很好的缓解作用，适合大众进补时及秋冬保健食用。

小贴士

　　消化道溃疡者不宜。

辣汤羊肉

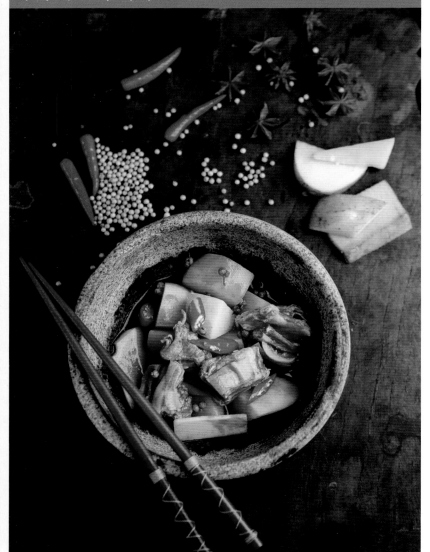

花椒

羊肉本是暖身物，再加生姜与花椒，辛辣走窜通体暖，暖身暖心第一汤。

厨具　砂锅
厨艺　煲
分量　3人量
口味　香辣

马铃薯

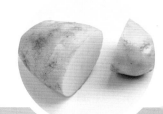

食材

羊肉350克，马铃薯3个，生姜50~100克，花椒、食盐、红辣椒适量。

做法

- 羊肉切块焯水，马铃薯去皮切块、红辣椒切段。
- 锅内加水煮沸，入羊肉、生姜、红辣椒及花椒煲20~30分钟。
- 再加入马铃薯煲10分钟，调味即可。

专家点评

《随息居饮食谱》载羊肉"甘温，暖中补气，滋营，御风寒"。搭配健脾和中的马铃薯、温中去腥的生姜与花椒，煲一锅能温暖全身的靓汤。其能缓解怕风怕冷、手足不温、腹部冷痛、腰膝酸软、疲倦乏力等症状，适合产后、大病、久病后调理及大众在寒冷时节御寒食用。

小贴士

脾胃虚弱易上火者不作推荐。湿热体质者不宜。

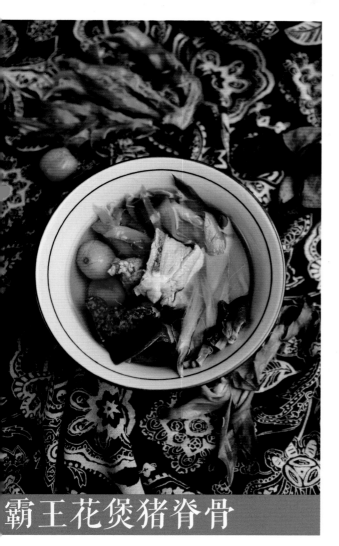

「清心润肺」，一碗靓汤润深秋。

口味　清甜
分量　3人量
厨艺　煲
厨具　汤锅

陈皮

霸王花干

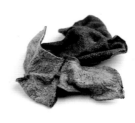

霸王花煲猪脊骨

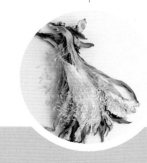

食材

霸王花干2棵，猪脊骨300克，蜜枣2个，陈皮1瓣，食盐适量。

做法

- 猪脊骨斩件，洗净焯水；霸王花干浸泡30分钟备用。
- 锅中加水煮沸，放入所有食材，大火烧开后转小火煲1.5小时，调味即可。

专家点评

　　霸王花味甘、性微寒，清心润肺、除痰止咳，入汤后其味清香、汤甜滑，深受广东人的喜爱，是极佳的清补汤料。搭配健脾顺气的陈皮、甘甜的蜜枣，煲一锅再熟悉不过的"清补凉"。其能缓解皮肤干燥、咽干咳嗽、心烦失眠、大便秘结、情绪烦躁等症状，适合阴虚、湿热体质人群及大众秋冬防燥食用。

小贴士

阳虚体质不作推荐。

芒果菠萝西米露

 一碗深秋滋润的好甜品。

厨具	厨艺	分量	口味
砂锅	煮	3人量	甘香嫩滑

芒果

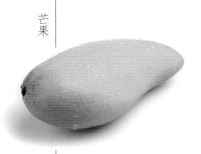

食材

芒果1个，菠萝100克，
西米、牛奶、砂糖适量。

菠萝

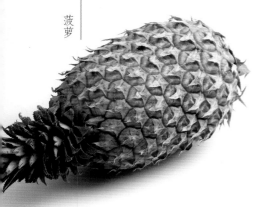

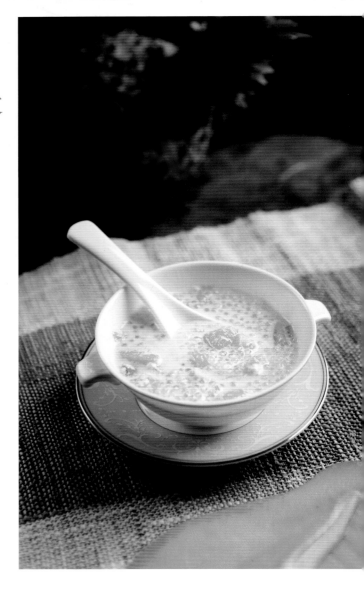

做法

- 西米浸泡30分钟；芒果、菠萝切小块备用。
- 锅内加水，入西米大火煮10~15分钟，搅拌防黏锅。
- 将煮好的西米放到凉开水中过冷，再捞出放入碗中。
- 往碗中兑入牛奶，加入芒果、菠萝，砂糖调味即可。

专家点评

　　西米是西谷椰树的木髓部所提取的淀粉，有滋润肌肤的功效。在水果丰收的季节，搭配鲜甜美味的芒果与菠萝，煮一碗滋润的糖水，滋润家人。

小贴士

　　超重、血糖升高者及湿热体质人群不作推荐。

青柠鳕鱼扒

一碟老少咸宜的香口美味。

口味　香口
分量　3人量
厨艺·　煎
厨具　煎锅

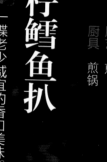

做法

🍃 用食盐腌制鳕鱼30分钟。

🍃 热油起锅，把鳕鱼放入锅内，小火慢煎，熟后上碟。

🍃 撒上胡椒粉，吃时滴入柠檬汁即可。

专家点评

　　鳕鱼富含营养，肉质细腻，脂肪、鱼骨少，易于消化；搭配柠檬汁，能消滞去腻、辟腥，成就一道全家共享、老少咸宜的美味鱼扒。

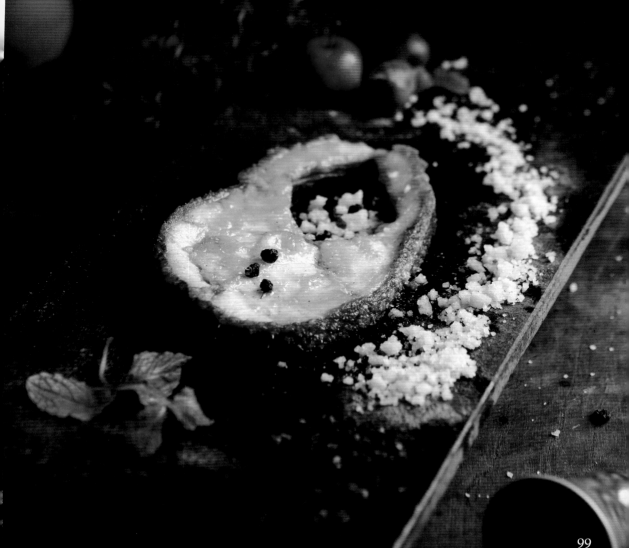

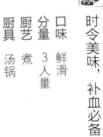

玉米粒

秋菠荡（蛋）漾

时令美味，补血必备。

口味　鲜滑
分量　3人量
厨艺　煮
厨具　汤锅

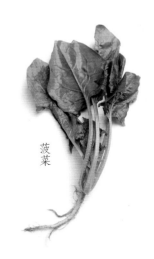

菠菜

食材

菠菜100克，鸡蛋2个，玉米粒100克，食盐、麻油、胡椒粉适量。

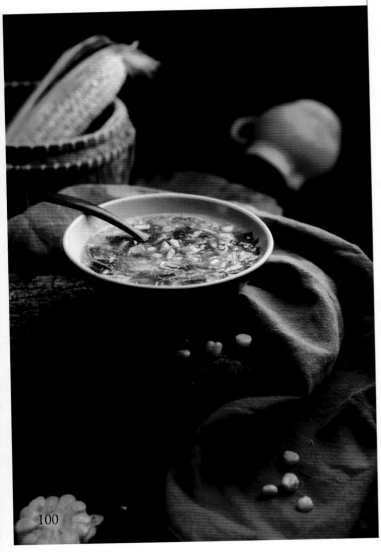

做法

- 菠菜洗净切碎；鸡蛋打匀成蛋液备用。
- 锅内加水煮沸，入玉米粒及菠菜煮5分钟。
- 倒入蛋液，用筷子快速搅散。加入麻油、胡椒粉、食盐，调味即可。

专家点评

《随息居饮食谱》载菠菜"甘、辛温，开胸膈，通肠胃，润燥活血。大便涩滞及患痔人，宜食之。根味尤美，秋种者良"。菠菜是秋季的时令鲜蔬，能润肠通便及辅助治疗缺铁性贫血。搭配滋阴润燥、营养丰富的鸡蛋、玉米，煮一锅秋日靓汤。其能缓解大便秘结、月经量少、头晕气短、面色无华等症状，适合气血不足人士及大众秋冬保健食用。

党参沙参桂圆肉煲老鸡

推荐 一碗安心、健脾、润肺的滋补靓汤。

口味 甘香

分量 3人量

厨艺 煲

厨具 汤锅

桂圆肉

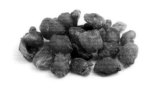

食材

党参15克，沙参15克，桂圆肉15克，老鸡半只（约750克），食盐适量。

党参

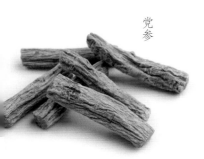

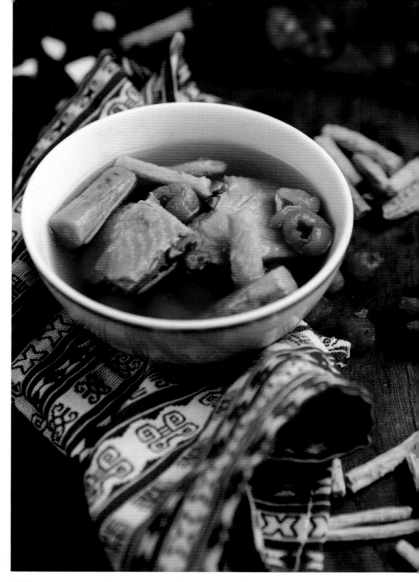

做法

🍲 老鸡斩件，洗净焯水。

🍲 锅内加水煮沸，放入所有食材，大火烧开转小火煲1.5个小时，调味即可。

专家点评

　　鸡能甘温补虚，常用于恢复体力。搭配补气健脾的党参、润肺祛火的沙参、养血安神的桂圆肉，煲一锅滋补靓汤。其有助于缓解疲倦乏力、头晕不适、心烦失眠、食欲不佳、大便秘结、皮肤干燥等症状，适合气血亏虚人群及大众秋冬保健食用。

小贴士

　　湿热、感冒初期不宜。

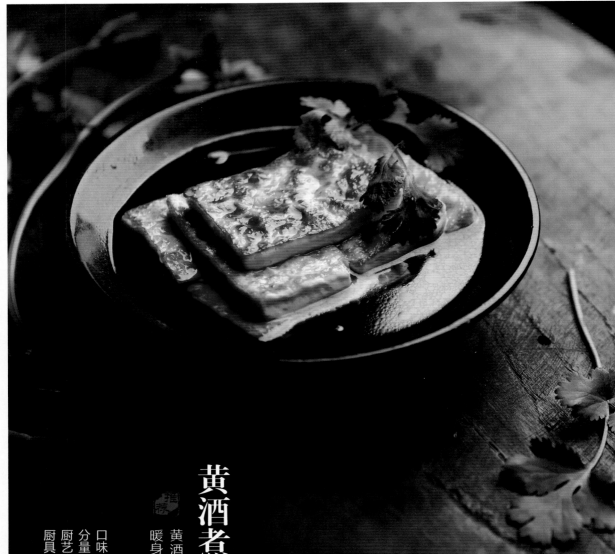

黄酒煮豆腐

黄酒豆腐红糖配，
暖身暖心暖脾胃。

口味　香甜浓郁

分量　3人量

厨艺　煎、煮

厨具　煎锅

食材

黄酒150克，豆腐2块，红糖50克，花生油适量。

做法

❧ 热油起锅，放入豆腐香煎至两面金黄。

❧ 锅内加入黄酒、红糖，煮至红糖融化、豆腐熟透即可。

专家点评

　　黄酒源于中国，广东客家娘酒、绍兴女儿红便是其中的佼佼者，有活血补益的功效，常用于产后恢复及秋冬抵寒食用。豆腐口味清淡，富含优质蛋白且脂肪含量极低，是很好的肉类替代品。黄酒豆腐相配，搭以温中补虚的红糖，做一道香味浓郁的家常菜。整道膳食富含营养，能抵寒补虚，改善牙齿松动、食欲欠佳、手足不温、腹部冷痛、惧风怕冷等症状，适合大众秋冬食用。

小贴士

　　酒精过敏者不宜。超重、血糖升高者不作推荐。

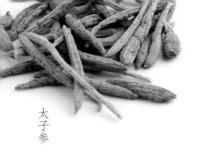

太子参

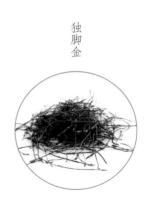

独脚金

小儿健胃消食汤

推荐

为家中的小孩与老人，煮一碗开胃靓汤。

口味 甘香
分量 3人量
厨艺 煲
厨具 汤锅

食材

麦芽15克，太子参30克，独脚金10克，鸭肫2个，猪瘦肉150克，食盐适量。

做法

❧ 鸭肫洗净焯水备用。
❧ 锅内加水煮沸，加入所有食材，大火烧开转小火煲1小时，调味即可。

专家点评

鸭肫即鸭肌胃，有发达的肌肉壁，作用类似牙齿，用以磨碎食物，蕴"以形补形"之义，多认为其具有健运脾胃的作用。搭配健胃消食的麦芽、补气而不燥的太子参、消食滞的独脚金，成一锅健运脾胃、消食去滞的汤品。其能缓解胃纳不佳、疲倦乏力、大便不畅等症状，适合厌食、挑食的儿童，食欲欠佳的老年人及消化不良的人群食用。

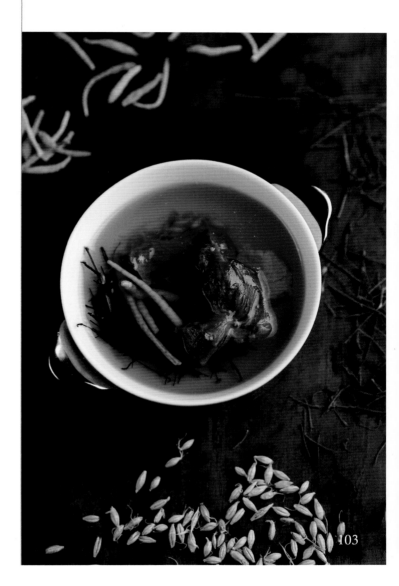

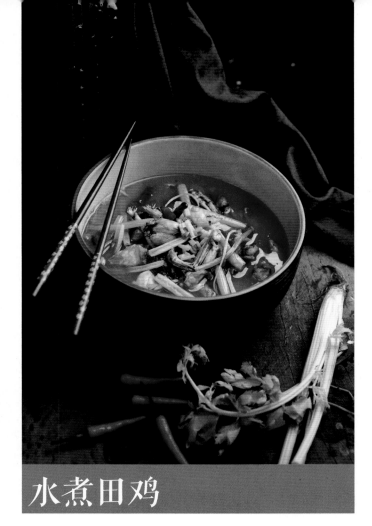

田鸡肉嫩胜似鸡，鲜香清辣齿留香。

厨具	炒锅
厨艺	煮
分量	3人量
口味	香辣

绿豆芽

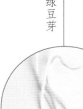

水煮田鸡

食材

田鸡300克，香芹100克，绿豆芽100克，指天椒、生姜蓉、大蒜蓉、豆瓣酱、生抽、食盐、花生油适量。

做法

- 田鸡去皮，斩块洗净，用食盐和花生油腌制10分钟备用。
- 热油起锅，放入指天椒、生姜蓉、大蒜蓉、豆瓣酱爆香；再加适量清水、生抽煮10分钟。
- 加入田鸡，大火烧制，待田鸡熟后，放入香芹及绿豆芽，煮2分钟即可。

专家点评

《随息居饮食谱》载田鸡"甘寒，清热行水"。肉质细嫩胜似鸡肉，故称田鸡。搭配指天椒、生姜、大蒜等辛辣温热的配料，不仅可以调和田鸡的凉性，而且让田鸡风味更佳。

小贴士

多食反助湿生热，多食不宜。怀孕妇女禁止食用。

大蒜

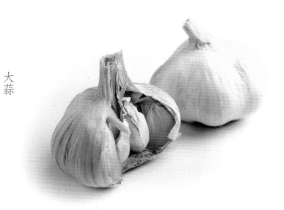

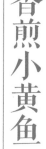

香煎小黄鱼

一道物美价廉、营养丰富的家常菜。

口味　香口
分量　3人量
厨艺　煎
厨具　煎锅

生姜

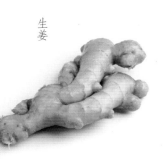

黄花鱼

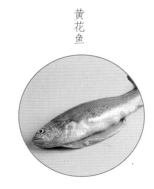

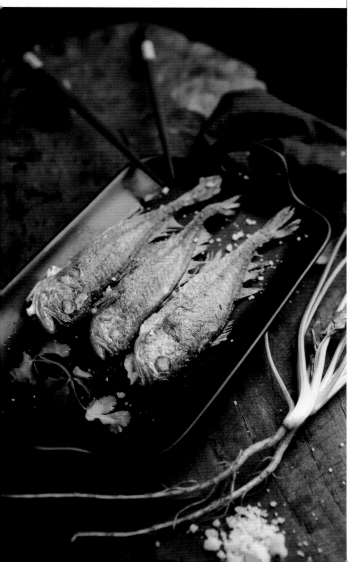

食材

小黄花鱼数条，生姜、花生油、食盐、白酒适量。

做法

- 小黄花鱼去脏去腮，刮鳞清洗后，涂抹少许白酒及食盐腌制10分钟。
- 热油起锅，加入生姜、小黄花鱼，中小火慢煎，煎至两面金黄即可出碟。

专家点评

　　黄鱼富含营养，具有开胃补气的功效。配以白酒、生姜煎制，色、香、味俱全，且腥味全无。尤其促进食欲，十分适合老人、儿童食用，是一款大众皆宜的美味菜肴。

小贴士

　　酒精过敏者，去酒腌制。

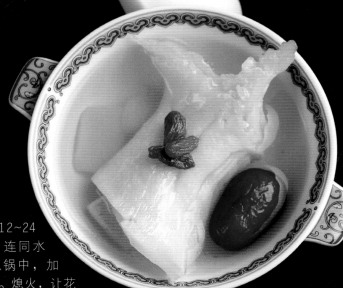

食材

花胶100克，枸杞子15克，红枣3个，生姜3片，冰糖适量。

做法

- 花胶浸泡12~24小时后，连同水一起倒入锅中，加生姜煮沸。熄火，让花胶在锅内继续浸泡，直至水温降至常温。
- 捞出花胶，清洗切片，然后把所有食材放入炖盅内，隔水清炖2小时，加冰糖调味即可。

专家点评

花胶又名鱼肚，与燕窝、鱼翅齐名，属于滋补珍品。其口感独特，质地黏软，富含胶原蛋白，有滋补肝肾、养血止血的功效。搭配和中补血的红枣、养肝肾之阴的枸杞子、温中辟腥的生姜，炖一盅滋补靓汤。其能改善面容憔悴、皮肤萎黄、手足冰冷，月经量少、点滴不净，疲倦乏力等症状，适合血虚及爱美女士养颜润肤食用。

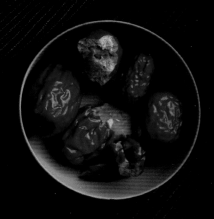

小贴士

超重、血糖升高者去糖。湿热、痰湿体质不作推荐。

五指毛桃红枣炖排骨

气血双补，香味难忘。

口味　清甜
分量　3人量
厨艺　煲
厨具　汤锅

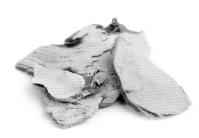

五指毛桃

食材

五指毛桃100克，玉竹30克，红枣6个（去核），排骨350克，生姜、食盐适量。

做法

❧ 排骨斩件，洗净焯水。

❧ 锅内加水煮沸，放入所有食材，大火烧开转小火煲1.5小时，调味即可。

专家点评

五指毛桃性微温、味甘，能健脾化湿、行气化痰、舒筋活络，相对于北芪，素有"南芪"之美誉。搭配补中益气、润心肺的玉竹，和中补血的红枣，温中的生姜，成就一道补气补血的靓汤。其能改善疲倦乏力、气短汗多、皮肤干燥、月经量少等症状，适合气血不足者及大众秋冬保健食用。

小贴士

湿热体质人群不作推荐。

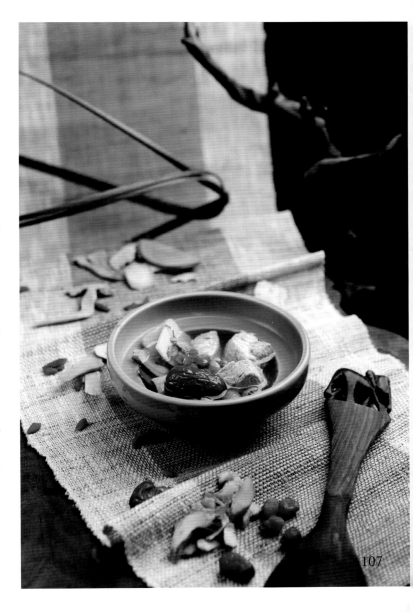

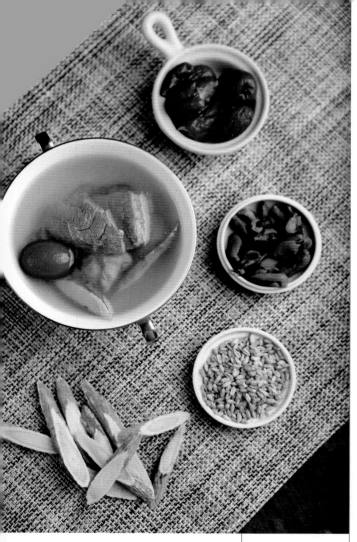

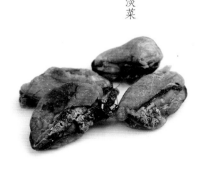

淡菜

食材

北芪30克，浮小麦10克，红枣6个（去核），淡菜50克，猪脹250克，食盐适量。

做法

❧ 猪脹切块，洗净焯水备用。

❧ 锅内加水煮沸，放入所有食材，大火烧开转小火煲1小时，调味即可。

专家点评

　　浮小麦是小麦未成熟的果实，性凉、味甘，能除虚热而止汗。淡菜即青口，甘温，补肾、益血填精，能使浮越在上的虚火归位。搭配固表、实膝理的北芪，和中补血的红枣，成就一锅益气固表、止汗除烦的汤品。其能缓解疲倦乏力、气短自汗、吹风易感冒等症状，适合皮肉松软、气虚人士及大众在秋日气温波动较大时食用。

小贴士

　　湿热体质人群不宜。

补虚止汗汤

推荐

秋日似暑热，阳随汗外泄。及时需固表，身体不会疲。

口味	清甜
分量	3人量
厨艺	煲
厨具	汤锅

浮小麦

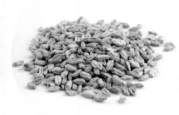

芦荟炖鸡

养颜滋润，点一盅芦荟靓汤。

口味　鲜香
分量　3人量
厨艺　炖
厨具　炖盅

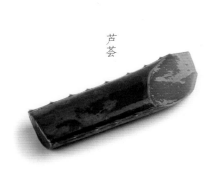

芦荟

食材

芦荟100克，生姜3片，鸡半只（约750克），食盐适量。

做法

- 芦荟洗净去皮，肉切条；鸡洗净，斩件备用。
- 炖盅内放入鸡及生姜，加适量开水，隔水清炖1小时。然后放入芦荟，再炖30分钟，调味即可。

专家点评

芦荟清肝火、通便，富含营养滋润、增白皮肤的成分。搭配甘温补虚的鸡肉，成一盅温凉调和的靓汤。该膳食有益于皮肤干燥、面容憔悴、大便干结等症状的改善，适合爱美女士及大众秋冬抗燥食用。

小贴士

怕油腻者，可去鸡皮清炖。

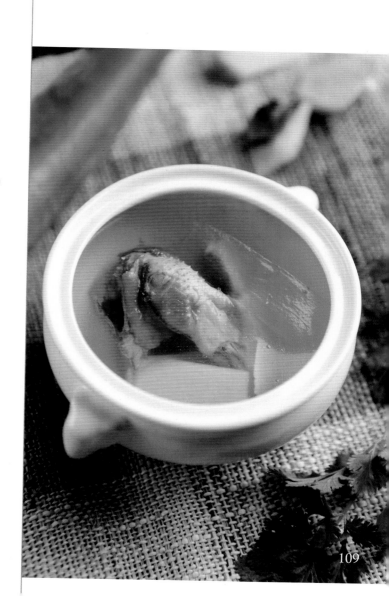

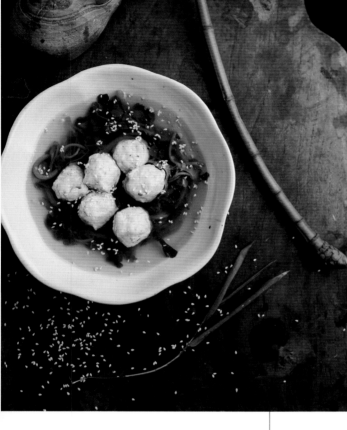

西洋菜滚鱼滑

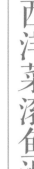

时令鲜蔬，一道清燥润肺、简单易做的靓汤。

口味	清甜
分量	3人量
厨艺	煮
厨具	砂锅

西洋菜

食材

鱼滑250克，西洋菜500克，生姜5片，白芝麻、葱花、花生油、麻油、食盐、胡椒粉适量。

做法

- 鱼滑中加入胡椒粉、白芝麻、葱花，搅拌后备用。
- 锅内加水煮沸，放入生姜、少许花生油、食盐，再入西洋菜煮2~3分钟。
- 用汤匙把鱼滑一勺一勺地加入锅中，煮至鱼滑刚熟，熄火，加入麻油，调味即可。

专家点评

西洋菜为秋冬鲜蔬，性凉、味甘淡，能润燥生津、清热利尿。"鱼滑"即鱼肉剁为蓉状，拌入佐料的鱼肉制品。两者为汤，西洋菜吸收鱼鲜，鱼滑则伴有西洋菜的清润，相得益彰。其能有效缓解皮肤干燥、口干多饮、鼻咽干燥、大便秘结等秋燥症状，适合大众秋冬食用。

小贴士

阳虚体质人群不作推荐，或在汤中多加生姜与胡椒粉。

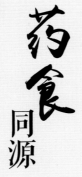

跋

药食同源

　　药食同源，是一句古老相传的格言。中药与食物材料都取自天然，很多都相同或相近；而且中药与食物搭配，都离不开中医的四气（寒热温凉）五味（辛甘酸苦咸）理论。唐代药王孙思邈说，凡养生防病先用食疗，"食疗不愈，然后命（意为使用）药"。由此可见，食物用得好，一样可以抵御疾病。中华饮食文化博大精深，好的食疗方子同时又能做成美食，这岂不是最好最方便的养生方法？

　　杨志敏教授是著名中医师，2003年受邀到香港西医院用中药救治SARS病人，名闻全国。她救治的危重病人无数，然而越因如此，就越重视养生防病。因为无论医术多高明，救回的已病之身都难与原来一样。所以资深的中医无不崇奉经典《黄帝内经》的名言"上工治未病"，乐意积极向人们推介和传播养生知识。

　　人们也许不知道，在古代，只有帝王身边才有御医级别的营养师，例如元朝的掌膳太医忽思慧；只有宫廷才能见到如此高度艺术化的食疗书刊，如流传至今的明代宫廷画师彩绘的《食物本草》。而在知识普及化、养生大众化的今天，杨志敏教授亲自执笔，为大家奉献的这一套"中医食养智慧系列"丛书，既有传统医药养生理论，又结合了现代营养学知识。书中的药膳方，多数来自实践，不少源于岭南民俗，有浓厚的生活气息。食材食料有不同档次，烹饪方式简明易行。它们都是杨志敏教授日常指导病人养生防病的经验心得，利于防病，有益养身。

古今药膳方无数，此书何以只选365首？我想，可能就像中医最早的中药经典《神农本草经》只收录365味中药一样，主要是告诉人们：一年365天，天天可以养生，天天需要养生。当然，读者请不要把这本书当成专家的"每日医嘱"，不必要按日子、按顺序一天天地吃下来。大体上参考季节气候选择即可。应留意的是书中每个药膳后面的"专家点评"和"小贴士"，看看有没有不适合自己体质的情况，然后选择喜欢的菜式或汤式就可以了。

"上工治未病"，这里所说的"治"实际不是只靠医生的，更重要的是人们亲身去实行。现在有了这套"中医食养智慧系列"丛书，大家一起来按图索膳，当好自己的"上工"吧！

岭南医学委员会主任委员

郑洁

2017年5月4日

秋季
食养
季食